人為什麼會生病

人智醫學中的健康與疾病

RUDOLF STEINER
Lecture Collections

潘定凱———審定

U0007424

華德福教育創始人

魯道夫‧史代納 ——著
Rudolf Steiner

李佩玲——譯

人為什麼會生病：人智醫學中的健康與疾病

作　　者：魯道夫·史代納（Rudolf Steiner）
譯　　者：李佩玲
審　　定：潘定凱
總 編 輯：張瑩瑩
主　　編：鄭淑慧
責任編輯：謝怡文
校　　對：魏秋綢
封面設計：倪旻鋒
內文排版：菩薩蠻數位文化有限公司
出　　版：小樹文化

讀書共和國出版集團

社　　長：郭重興
發行人兼出版總監：曾大福
業務平臺總經理：李雪麗
業務平臺副總經理：李復民
實體通路協理：林詩富
網路暨海外通路協理：張鑫峰
特販通路協理：陳綺瑩
印務經理：黃禮賢
印務主任：李孟儒
發　　行：遠足文化事業股份有限公司
　　　　　地址：231新北市新店區民權路108-2號9樓
　　　　　電話：(02) 2218-1417 傳真：(02) 8667-1065
　　　　　客服專線：0800-221029
　　　　　電子信箱：service@bookrep.com.tw
　　　　　郵撥帳號：19504465遠足文化事業股份有限公司
　　　　　團體訂購另有優惠，請洽業務部：(02) 2218-1417分機1124、1135

法律顧問：華洋法律事務所 蘇文生律師
出版日期：2015年11月10日初版首刷
　　　　　2020年4月8日二版首刷

國家圖書館出版品預行編目資料

人為什麼會生病：人智醫學中的健康與疾病 / 魯道
夫·史代納（Rudolf Steiner）作. 李佩玲 譯-- 二版 --
新北市：小樹文化 出版；遠足文化 發行; 2020.4
　　面；　公分. –（華德福全人教育13）
譯自：Rudolf Steiner Lecture Collections
ISBN 978-957-0487-28-2 (平裝)

1. 心身醫學　2. 心靈療法　3. 文集
415.9511　　　　　　　　　　　　　109002916

版權所有，翻印必究
All rights reserved
Print in Taiwan

線上讀者回函專用QR CODE
您的寶貴意見，將是我們進步的
最大動力。

立即關注小樹文化官網
好書訊息不漏接。

＊特別聲明：有關本書中的言論內容，不代表
　本公司/出版集團之立場與意見，文責由作者自行承擔

推薦序
Preface

　　人，其實不斷的在生病與修復之間擺盪著：星芒體讓我們生病，乙太體（文本中以「生命體」稱之）又讓我們修復自己。我們不斷的生病與死亡，藉著生病與死亡修正過去（包括轉世與今世）的自己；我們也不斷的痊癒，藉著痊癒更新著內外的自己。

　　所以，生病是身為當今的人，必然而然的過程 —— 既然生病是身為「人」不可或缺的部分，我們就應當正視「疾病」、認識「疾病」：知道生病的起因、生病的過程，以及「生病」本身對我們生命上的真實意義。

　　現代社會中，我們對於疾病的探討相當物質化、表淺化，雖然彷彿對症下了藥，卻只在現象上解決，沒有探尋到根本 —— 然而，現象的根本從來都在靈性世界，如果不是靈性世界的意圖，現象不會出現。

　　所以，由靈性的角度對現象本身抽絲剝繭，才能有新的看見與發現。人類的文明走到今天的成就，雖然可觀，卻也陷入

瓶頸。如何更寬廣的走向未來，而不是陷自己於鑽牛角尖裡，其實是科技與醫學的挑戰。「學術成就／文明成就」如何克服自身「專門性／專科性」的限制與偏見，而肯與其他領域攜手共進；知道所有學科真正的成就都不在分科裡，而在整體的提攜裡，才是人類文明的目的。

也因此，疾病不再只是個案，疾病牽涉到所有你可以想像得到的層面：一般說來，血液上的疾病，偏慢性，關乎歷史（你個人性、私我性的整體轉世輪迴生命史）、時間與你的先天性；神經上的疾病，偏急性，關乎地理（你與生活氛圍、社會環境）、空間與你的後天性；腺體上的疾病，急慢性兼具，關乎你承襲、採取的，文化與民族上的態度（史地、時空因素交會）；肉體上的疾病，是感染性／傳染性的，關乎物質上的物理應力與化學作用；因果上的疾病則關乎各世的你如何服膺宇宙神聖秩序與最高法則（輪迴轉世上業力的平衡與開展），求取你更高的學習及均衡。

你的客觀性、標準化被黃道帶的力量所影響；你的主觀性、個人化則被太陽系行星的力量所影響。你的臟腑深深對應

著天文（主要臟器對應著太陽系內七大主要星體和重要金屬元素¹），所以你內在就有著宇宙所有天體的互動與力量……你由靈性與宇宙誕生，死亡後，你也將回歸自己於靈性與宇宙 —— 宇宙因你存在而豐富，你因宇宙存在而進步 —— 疾病雖然是一種失衡，但這種失衡卻讓我們能深化、精緻化我們過往曾經停留的平衡，讓我們擁有再度「前進」的動力。

　　正如我們自宇宙而來、自宇宙而生，我們當然無法自外於宇宙；如果我們無法自（力）（痊）癒，就必須仰賴外在支援：礦物界元素支援著自我體，植物界元素強化著星芒體，動物界元素抑制著乙太體／生命體，人界元素物質性的輔助著物質體／身體；所以，自我體從礦物界的靈性力量中學習，星芒體從植物界的靈性力量中學習，乙太體從動物界的靈性力量中學習，身體則從人界的物質性力量中學習。也因此，所有從人

---

1 太陽系的星體以金屬的力量在人體的臟腑內進行架構與工作，並以「金」為統御中心，對立的極性（銅↔鐵、汞↔錫、銀↔鉛）因此得以在「金」的運作下統合，為人體及地球（♁）服務：頭腦是月亮（☽）原則與力量（銀）；肺臟是水星（☿）原則與力量（汞）；腎臟是金星（♀）原則與力量（銅）；心臟是太陽（☉/⊙）原則與力量（金）；膽囊是火星（♂）原則與力量（鐵）；肝臟是木星（♃）原則與力量（錫）；脾臟是土星（♄）原則與力量（鉛）。

體萃取出、應用到的物質，只能物質性的影響著人，卻治療不好人，因為所有的生病都是因為靈性上的緣由。當我們對各界元素有著這樣的認識，知道元素不僅被我們物質性的擁有、更需要被我們人性的發展，就能更接近因宇宙、被宇宙形塑與支持的自己，對自己的「充滿『宇宙性』」懷著無比的感恩，也因此有著信任自己體內奇蹟的力量，不會聽任自己被無謂的外在意見或權威擺布。

面對生病時的態度，從人的角度，我們必須致力於康復自己，讓自己在這一生的有限性中，盡可能開展出自己的無限；從靈性的角度，我們必須平靜接受可以死亡的自己，讓自己從這一生的有限性中解脫，回到自己的無限 —— 我們在宇宙的交織、互助中，藉由生病或死亡，再次走回更平衡、更接近自己的自己，我們親近了自己內在更「人性」的圖像。

「人性」最終的熟成，取決於我們走過的路程，而路程的長短、變化，就是「疾病」的工作。疾病會在每一個可能的面向發生，疾病告訴了我們到底哪邊不平衡。透過所有存在、發生過的過程（如：疾病、意外、死亡……），人會重新疊合內在

的自己（自我體、星芒體）與外在的自己（乙太體、物質體），重新生出帶有「新品質」的「人」。然而，「出生」就必須伴隨某部分的「脫離」與「死亡」，否則無從「出生」。「出生」是因為「死亡」才揭露了它的深邃與祕密。

疾病要康復，就得某程度割捨、犧牲掉以前的自己，生病讓我們真實的汰舊換新。如果不是生病裂解著我們原先習以為常的生活，我們不會進步，我們的自我體也得不到應有的提升與擴展。自我體在（事件的）裂解中學習重組、重生自己，為著這樣神聖的靈魂理由，我們選擇讓自己有生病的能力與康復的機會。

史代納博士留下的文獻資料，在靈性學習上啟蒙了我很多。而今，有更多的人願意在他的思想上耕耘與傳播，這是華文圈的幸運及幸福。我由衷希望，這本集結的講稿以中文版問世，能讓大家以靈性科學的角度重新觸探、思索生命的奧祕，以及為何我們選擇為「人」、我們的神聖與不可侵犯性。這本書，可以作為一個起點，認識自己的起點。

但在此，也有一點小提醒：請用「真實的想要了解這些智

慧」的心態來接觸這本書，而不是只為了解決自己疾病上的困惑與自私。當越多人對靈性的了解越深，靈性知識就越不容易變成大家遙不可及的「天書」，而這，就是人類意識進化的關鍵，幫助盡可能多數的我們去找回我們曾經擁有、如今卻失落的能力與洞見。

　　生病，其實為的是要幫助我們更健康、更平衡；生病是一種靈性的手段，對我們進行物質性的調整，從而達到靈魂上的學習與目的。認識自己、認識人，何妨從「人（我們）為什麼會生病？」認識起。

推薦人　　陳琪瑩

審訂序
Preface

　　首先，謝謝小樹文化的邀約，編輯校訂這一本集結了史代納博士有關疾病與康復主題的演講，讓更多史代納博士的文獻能以中文的面貌與讀者見面。

　　史代納博士因為他天賦與修鍊得來的靈性世界的眼力，對許多事情都能給予我們相當珍貴、隱藏於物質面貌之下、肉眼不可見的資訊。這與中國古代的醫書《黃帝內經》有異曲同工之妙，能讓我們對人體、對疾病與康復的方法有更深一層的了解，同時也能對人生的意義有更深一層的認識。

　　茲將各演講內容摘要如下：

1. 詳述人類的四體，還有它們與疾病、康復、死亡和人類進化之間的根本關係。

2. 疾病的發生與我們潛意識模仿、共振之間的關係。星芒體在健康方面的功能與維護的原則。隨時注意身體狀況以防疾病的重要性。

3. 如何鑑別屬於自我體、星芒體、生命體、肉體的疾病與治療的原則。

4. 肉體的三大部分與取用自然界藥物的原則與使用方法。

5. 如何修持靈視能力，與使用靈視能力並經由治療人類四體而治療疾病的方法。

6. 由星芒體與生命體的運作方式，說明今生疾病與前世行為的因果關係。

　　最後，希望大家都能在本書中得到有利於身心靈健康的啟發與知識。

審訂　　潘定凱

目錄
Contents

Chapter 1
疾病的原因

1922.12.27 於瑞士多納赫（Dornach）

我想談談內科疾病與其發生的原因。

如果一個人因為跌倒，導致腿部骨折或發生腦震盪，這種狀況我們很容易理解，因為這些傷害，都是外在看得見的，所以原因很容易明白。如果是內科疾病，我們就不太去思考這個疾病是哪裡來的？以及為何突然發病？這會使我們想到另一個問題：為何有些疾病，只要待在病人身旁就可能受到傳染？看起來似乎也是外來因素造成的。

　　一般科學對這點有個簡單的解釋：「流行性感冒的細菌會經由病人傳遞，若吸入空氣中的細菌就會得病。」這就好比「有人用鋤頭敲傷他人」，意思是：傷害會造成是因為病人用一大堆細菌去轟炸另一個人。但實際上沒有這麼簡單，真相比這個複雜得多。當你們明白人類在正常生活中原本就會一點一滴的耗損，一定要自我治療才會恢復，你們就會理解了。口渴或飢餓就是輕微程度的生病；喝水、吃飯就是一種自我治療。因此飢餓就是開始生病的狀態，持續下去就會致死。畢竟，飢餓是會致死的，渴死則更快。所以你們見到每日生活中的我們都帶著開始生病的狀態，而吃喝實際上是康復的行動。

　　在此，我們要先明瞭飢餓、口渴時實際上是發生了什麼情形。你們知道，我們的肉體一直都是活躍的。經

由進食，身體吸收了營養。食物由口中進入經過消化道後，被身體吸收。但你們要了解食物進入體內時，人體組織會立刻對食物做出反抗，也就是：人體無法忍受食物的原始型態，必須要破壞食物。食物要被分解，實情是它們要被消滅，從口中就開始被分解。原因是我們體內有持續、永不停息的活動，我們必須能同觀察手指或手部一樣清楚觀察這個體內活動。一般科學只記錄一片麵包從口中吃入、分解之後分配到體內。但我們一定要考慮人類身體其實是持續不斷的進行內在活動，就算沒有吃東西，即使經過四、五個小時沒吃東西，身體的活動也不會停止。你們也許已經像個空袋子，但是身體可沒有靜止不動。你們的體內持續活動著，還是很熱鬧。唯有讓內在活動有事情可忙，它才會滿足。尤其是用餐過後，因為要分解與溶解食物，身體就滿足了。

⸙ 飢餓感是一種內在活動

內在活動與我們的外在比較起來是很不同的。人類可以懶惰，內在活動卻無法偷懶停滯，即使不食用任何食物，內在活動也不會停止。這個活動，原因等一下會講，就是靈性科學中稱為「星芒體」的活動，星芒體絕無怠惰的時候，而且持續不斷活動著。如果星芒體可以不斷的活動，破壞、分解食物，就會充滿一種內在的舒適感，會有一種幸福感。如果不食用任何食物時，星芒體便會感到不滿足，這個不滿足就以「飢餓感」來表現。飢餓感並非內在的靜止狀態，飢餓感是一種內在活動，一種無法靜止的靈魂靈性活動。我們真的可以說「這個內在活動很愛食物，只要沒吃到食物，內在活動便會不滿，好像被情人拋棄的感覺」，這種不滿就是飢

餓。飢餓感完完全全是精神性、靈性的感覺。

所以內在執行的活動包含了食物被分解的情形。有用的物質就被留在體內繼續後續動作，剩下的就轉變成尿液或糞便排出體外，這就是健康、正常、有規律的人類活動。星芒體正常的運作、破壞、分解食物，把有用的吸收入體內，無用的排出體外。

星芒體能辨識各部位需求，加以配給

我們得說這個活動可不是一個普通的活動，其中含有巨大的智慧。被溶解轉化後的食物不斷經過血管被分送到內臟，而且送到肺臟與脾臟的營養完全不同。星芒體比人類聰明得多，人只知道將供應的食物放到口裡，但是星芒體懂得分辨各部位的需要，並加以分類配給；這就是星芒體能做到的事。它會選擇將有些物質送往肺

臟，有些又送往脾臟，又有些送到咽喉，這其中有著非常智慧的分配。星芒體非常聰慧，比人類高明得多。最博學的人也不會知道如何把正確的物質送到肺臟、喉嚨或脾臟，甚至不知道如何來講這件事，但我們的內在卻能用星芒體做到這件事。

當然，星芒體也會有變笨的時候，但再怎麼說也比不上人類變笨的時候，只是低於原來聰慧的程度而已；我們先假設它變笨了。人類天生就有天賦的習氣與力量。星芒體在人類有如佛像般整天靜坐時，還是持續著對食物活動。但這是不夠的，我們外在的身體也要做些事，如果沒事幹就要走走路，走路是星芒體對我們的要求，只是在程度上有所差異罷了，有些人需要多運動，另一些人則可以少一些。

⟨ 星芒體過動或過靜都無法正確運作

我們假設某人天生的習氣讓他成為喜好坐著不動的人。常坐著不動就會令這個人的頭腦笨笨的（或者該說是讓自我體笨笨的）。如果他的本性好靜，這種人就會經常坐著，但星芒體是好動的，於是他的星芒體就會變笨，這種情形在走路過度之下也會發生。星芒體被強迫坐著不動或過度走路的兩種情形下都會變笨，無法正確運作、無法正確分類食物、無法把食物送達正確器官。星芒體因而變得笨拙，無法把正確養分送達心臟或咽頭，如此一來會發生什麼情形？假如把錯誤的養分送到心臟，這種養分便會囤積在身體其他地方，這個東西雖然有用，卻沒有送到正確的地方，所以無法被轉變成排泄物清出體外，轉而堆積在體內某處。但是，人體無法忍

受囤積，這不是正確活動，人體無法忍受這種情形。

星芒體無法順利運作，就會產生「喉頭廢物」

星芒體無法順利運作導致體內不正確囤積時，會發生什麼情形？是這樣的，假設體內有某些囤積是應該送到喉頭去的，但因為星芒體無法正確工作，全身就分泌出「喉頭廢物」的東西。首先就是喉頭變得脆弱；因為沒有補充正確的營養，喉頭變得虛弱，除此之外，他身上還會有「喉頭廢物」擴散全身。我講過人體之中有90％是水分，因此廢物就藉由水而溶解於整個人體中，使得人類所需要的純淨而有活性的液體被汙染了。這樣的情形經常發生。本來要送到各處的養分囤積而溶解在體液中，汙染了體液。

於是喉頭的廢物溶解在體內水分中之後進入胃部，胃部有它所需，並不會吸收廢物，因而沒有大礙。但是這個體液在體內組織間各處流動，滲入喉頭。喉頭已因缺乏營養而變得脆弱，又吸收到這些已受喉頭廢物汙染的液體，於是喉頭因為這樣就生病了。喉頭廢物並未影響其他器官，但喉頭卻會因此而生病。

再來看一個非常簡單的現象。一個敏感的人，聽到他人以美妙的聲音說話便覺得心情愉快。但如果有人像雞啼或豬叫一樣的說話，他聽到後便覺得不舒服。雖然他了解說話的內容，但是聽人說話如啼叫還是不愉快。尤其當聽到粗啞的說話聲時，更是感到緊繃、不舒服。為何聽別人說話時會出現這樣的感受呢？原因在於當我們聽他人說話時，其實是無聲的複誦。聽人說話並非單純的「聽」而已，其實也在無聲的「講」。我們不只聽

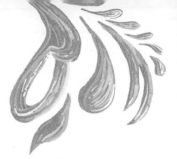

人說話，也模仿、重複著對方的說話內容。其實，我們一直在模仿他人所做的一切。

感冒會汙染原本純淨活躍的液體

現在想像身邊有人感冒，你們也許不會聽他，並於內在模仿他講話，但是你們會同情他，這就讓你們很容易受到他的影響。這個感冒的人，體內液體成分含有許多溶解的物質，汙染了我在前面講到，純淨活躍的液體，對此人很不健康。我甚至可以描述一下這個人體內這些體液的本質。

想像你們有一塊種了多種植物的土地，但並非所有植物都能在同樣的土地上欣欣向榮。假設你們要在這塊土地上種植洋蔥與大蒜。如果土壤不適合，洋蔥就長得很小，大蒜當然更小。因此必須在土壤中加入礦物質硫

礦與磷，你們才會收成最健康的洋蔥與大蒜。

現在如果一個人體內產生了感冒廢物，溶在體內的物質就像上述要加入土地中的礦物質，不久這人就會聞起來像洋蔥或大蒜。這味道或許不強烈，你們雖不覺得身在其中，但卻已經是了。這發散出來的味道使感冒的人頭部昏沉，原因在於頭部的感覺中樞器官未能獲得需要的養分供應。

⌒ 感冒與細菌沒有關係，而是人與人之間的共振引發

當體內出現感冒的廢物時，使得頭部中心器官無法得到正常的養分，會出現像洋蔥、大蒜的味道。鼻子敏銳的人便能嗅出感冒病人散發出的味道。如同我們會模仿刺耳嘈雜的說話聲，我們體內也會加入感冒病人發散

出來的東西，使得我們自身的星芒體活動變得混亂，這個混亂就會造成體內一種化學變化，讓我們也得到感冒。有如加入礦物質讓土壤適合培育洋蔥、大蒜。所以，從一開始，感冒就與細菌沒有關係，只是純粹由人與人之間的共振所引發。

　　如果在土地上，你們想要種植的主要作物是洋蔥與大蒜，而你們只在土地上施灑硫磺與磷，完成後便覺得「很好，任務已經完成了，我要收成洋蔥與大蒜，我已經施了有機肥，還加了硫磺與磷」。但若認為這樣就可以種出洋蔥與大蒜就太愚蠢了，因為你們還得先把洋蔥與大蒜苗種下去才行。同樣的，如果單純認為病菌已經在人體內的不良環境中成長，這也是愚蠢的想法。病菌必須先進入人體中。如同洋蔥在含有硫磺與磷的土地上繁茂生長，細菌也喜歡人體中多硫的環境。被傳染感冒

之前甚至不需要體內有病菌存在。只要模仿罹患感冒的人體內液體組成的情形，就已經為病菌準備好成長的溫床，我們就是如此自行吸入病菌，病人毫無必要用細菌轟炸我們。

從整體來看，我們一定要很清楚的回答「究竟為何會罹患某種疾病？」的問題。我們是因為受到某種東西的傷害才會生病。即使是內在疾病，也是因受某種東西傷害我們所引發的。不純淨的液體傷害我們，是因為這些不純淨的液體溶入了應該被消化的物質，傷害了我們的內在。

花粉症是因星芒體無法正常分泌

我們可以用花粉症這個疾病為例來說明。與花粉症有著極大關係的是季節，而非飛散的花粉。人類之所以

罹患花粉症，主要原因是星芒體無法正常進行分泌活動，保護外表的活動未能正確進行。接近春天時，萬物在水中繁茂生長，人的整個液體組織也更敏感，溶入某些物質便容易生病，因為（春天）液體組織中溶入許多不同物質，人體內的液體或多或少會有點汙染。一到春天便容易罹患花粉症的人，他們體內液體組織可以說有稍微「膨脹」的情形。因為他們的體液被溶入的物質往四方推擠，這就是一個人對春天出現的所有物質變得敏感的原因，尤其對花粉敏感，從植物發散的花粉此時變得特別具刺激性。

　　如果在鼻子沒有遮蔽的情況下，許多物質都可以引發花粉症，並不只限於花粉進入鼻子。不過已經有花粉症的人則無法忍受花粉。花粉並非引發花粉症的原因，它只是更刺激花粉症而已。

我們的花粉症藥品是基於將擴展的液體組織收縮起來，讓這組織變得有點混濁，再把已溶解的物質釋放出來。我們的用藥非常簡單，就是讓人體的液體組織縮回到正常大小，最初會稍微使其混濁，要注意的是，從液體中分泌出來的物質不能繼續留在體內。這就是患者在使用了治療花粉症的藥品之後，若能盡量動一動流汗、活動都是很有幫助的。這藥品若是開給已經便祕的人就會出現問題，所以花粉症用藥前，應先詢問病人是否有便祕的情形，否則藥品造成液體組織收縮，就會更無法排便，這樣當然不好。對於有便祕的病人用藥時，應同時給予瀉劑。

真正有效的用藥，必須考慮人整體的運作

康復不只是用藥而已，還包括調整生活，如此人體

才會對施用的藥物有適當的反應。這一點極為重要，不然便可能加重病情。就算你們給病人很有效的藥，但你們沒進一步注意到患者有無正確的消化，若是患者未能將所有藥品引出的廢物都排除，那就會使病人病得更嚴重。

因此真正有效的藥，重點在醫生不能只是了解「哪種疾病用哪種藥醫治」。醫師對於每個患者提出的問題就非常重要，偉大的醫術在於提出正確問題與徹底了解患者。奇怪就奇怪在常常有醫師甚至忽略病人年紀，即使開立相同處方的藥物，患者是五十歲還是四十歲，用法可能完全不同。因此不應有「這個藥就是治這個病」的僵化思考。例如你們要治的人若經常腹瀉或經常便祕，這兩種不同的情形在開立處方時必定是大大不同的。

這種治法是可以實驗的，而此處動物實驗並不客觀。以便祕或腹瀉而言。我們從動物與人類共通的臟器來看，給貓狗服用相同藥物就很容易得知藥物的反應。因為狗本來就容易便祕，貓容易腹瀉，你們可以從貓狗身上學到準確投藥後的差異，科學知識並非靠大學訓練用這個或那個儀器。真正的科學成果是常識的應用，人們會知道該做哪些實驗對應。

總結而言，明白疾病是「整個人體組織運作」的問題是非常重要的。個別器官得病是因為星芒體原本要運送到該器官的物質受到阻礙而凝結了。當我們了解物質會不正確的積存在體內，又擴散到液體組織中，就可以了解某些內科疾病如流行感冒、花粉症或傷寒等疾病的成因。

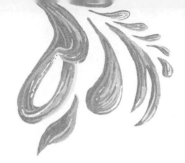

我們不只是固態生命，也是液態、氣態生命

我們不只是一個「固態生命」也是「液態生命」，還有我曾說過的，也是「氣態生命」。氣態生命的外形是不斷變化的，前一刻空氣在體外，下一刻空氣在體內。

就像存在於我們體內的固體，會成為廢物溶解於水中，水分也會在體內隨時蒸發。就如在你們小指的肌肉內也有小小的蒸發，水分在你們全身不斷蒸發。除此之外，在液體組織中蒸發出來的，會進入你們吸入的氧氣中。氧氣可說是氣或蒸氣。地上的水分蒸發後上升到大氣中，當水分從液態生命中蒸發後會滲入我們吸入的空氣中。我們無法忍受固體物質擴散在液體中，同樣的，我們也無法忍受液體蒸發到空氣組織中。

例如有人肺臟生病，原因正如我前面所說，是錯誤的物質囤積在液體組織中而生病，用同樣的方法便可以治癒。但是假設肺臟害病並不嚴重，人體器官雖敏感，若情況並沒有嚴重到發炎的地步，只是稍稍不適，尚可忍受。但原本應進入肺臟的物質卻進入液體組織中，此時肺臟中的液體溶入了不良的物質，含有不良物質的液體又蒸發。特別是此時肺臟已非完全正常。於是在這很明顯的內科疾病中，液體組織從固體中接受了不適當的物質，這不當的物質又達到蒸發狀態後，與吸入的氧氣溶為一體，水分經過錯誤方式蒸發並被氧氣所吸收，這樣再被吸入的氧氣會損害神經組織，因為神經需要健康的氧氣，而不是摻雜了蒸發惡水的髒氧氣。汙染的液體在肺臟中蒸發，這液體也許就是不適的原因。不該蒸發的卻蒸發了，因此神經組織受到損害。外表雖未出現嚴

重病徵，但精神上卻會出問題。

◊ 若要生活健康，就要發現健康生命的一切

可以說「致使肉體發生內部疾病的原因，在於不良物質溶解、擴散在人體液體組織中。但所謂的精神疾病其實並非精神病，因為精神或靈性不會生病。所謂的精神疾病是指體液不正確的蒸發入氧氣中，而擾亂了神經系統所導致的，這會在某個器官發生了外在無法察覺的輕微疾病時發生。可見人類一定要不斷的正確處理物質，要是沒有任何不適當的物質擴散在體液中，體液就不會有不良的蒸發。但在日常生活中，感覺口渴就是一種液體不良蒸發的程序。喝水來解渴，可說就是釋放水分，讓水不會不良蒸發，並洗淨不良物質。

所以可以說「飢餓可能引發肉體生病，口渴可能引

發精神病」。如果不正確滋養，就會是引發肉體疾病的根源，如果不適度解渴就可能引起一些精神病的狀況。某些狀況下未適度的解渴並不易察覺，特別是幼兒時期的口渴，此時不易區分究竟是飢餓還是口渴，因為不論飢餓或口渴都只用餵奶就滿足了。但母乳或奶媽的乳汁中若包含著有害物質，這就可能在很久以後才造成液體組織不良蒸發進而造成精神病。或是如果種痘時出錯，不良的疫苗，如母牛淋巴液不佳或是有病的人類淋巴液，都會令處理液體的器官生病，雖然水分本身並未受病，但是因為種痘的關係，使得蒸發過程不正確，以後就可能罹患精神病。

　　各位也許注意到了，現在有許多人罹患癡呆症，也稱為「青年癡呆症」，是青年期及其之後的時期變成白癡的疾病，發生的原因幾乎都是幼兒時期食用了不好的

食物所導致的，但僅歸咎嬰兒奶品的化學成分還不夠，

還要探究各方面才行。然而這年代人們已不注意餵食嬰

兒的問題，這個疾病才大行其道。

　　你們會發現，如果只訓練醫師知道用什麼藥物醫治

疾病是不夠的。若要整體生活健康，首先就是要去發現

與健康的生命有關的一切。

　　人智學可以提供這種了解，而其目標就在於有效的

康復，與使人正確了解健康方面的所有問題。

Chapter 2
疾病的本質

　　本章，我想從靈性科學的觀點來談談疾病的本質。

通常，人類只在生病時才開始注意疾病的問題，就算病

了也只對治好疾病有興趣而已；也就是人們只關心治好

疾病就好，而不在意這治好的方法對自己有何影響，最

好就是自己對「如何」治好不需要負任何責任。現代大

部分人認為治病的人若都是權威單位任命是很好的事

情。現今社會中，人們信仰醫學領域中的權威，程度更

甚於宗教。醫學領域中的當權者擁有很大的權限，在未

來他們的權限只會越來越大。你們也沒辦法責怪大眾，因為人若非急病需要治療時，是不會認真思考或在乎這些事情。當醫學當權者的權力範圍越來越大，滲入各個領域時，例如：介入孩子的教育或學校生活，並取得特別治療的權力時，人們也只是平靜的旁觀，並不特別在乎這些事背後更深層的重大意義。他們旁觀了一項項的法令頒布，他們不想洞見這些事情的真相。另一方面呢，必定有人無法用一般的唯物醫學來康復，但是這些基本問題沒人關心，只在乎是否會治好。然後用密修靈療法治療的人也有同樣的問題，只關心是否能夠治好，也不會用這種思考與了解事情的方式，來關心這些方法對整體大眾的影響，以致完全忽視了來自靈性深層方法的意義。有誰在乎大眾是否反對使用靈療法？或在乎是否使用靈療法的人被關到監獄裡去了？除非影響到個

人，否則不會有人在乎的。總之，真正靈性運動的任務就是要喚醒一種意識，不是只有利己的康復慾望而已，一定要有對於疾病與康復方面深層的認知，而且這知識要被廣為傳播。

❡ 健康、疾病與人的整體有關，不僅僅只是 肉體的關聯

在現今這個唯物主義時代，看得見這些事情本質的人，會很明顯的看出，疾病的理論嚴重受到唯物主義思考方式的影響。不過，如果我們只遵循某個教條或方法，一味批判唯物的理論，忽略那是來自科學的基礎，而且在許多方面都很有成效，這就是犯了同樣的錯誤，走入另一極端，把一切都納入心理治療之類的旗幟之下，變成一面倒論調的犧牲品。

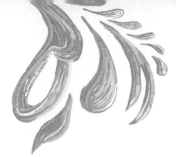

現代人類一定要越來越明白：人類是非常複雜的生命。如果有一種科學認為人類只有肉體，那麼就不可能對健康或生病的人有益。因為健康、疾病與人的整體都有關，不是只與肉體有關而已。

不過，這情形不能從表面斷章取義。許多有名望的醫師，因為有強烈宗教信仰，他們絕對會否認自己的身分被指稱為「唯物論者」。只是，個人的發言、信仰並非問題所在，那只是他個人的事。治療要有效，就必須知道如何有價值的應用那些不受感官世界限制、存在於靈性世界的事實。所以不論這位醫師的宗教信仰多麼虔誠，對於這個或那個靈界有多少種理念，如果在醫療上還是只使用唯物主義世界觀的法則，也就是說，當他在治療患者時就當成人類只有肉體來處置，儘管這位醫師或許自認為非常有靈性，但他還是唯物論者。決定這個

人的不是個人的主張、信念，而是他是否能靈活運用外在感官界背後的力量。相同的，人智學如果只是大力宣導人類的四體，讓大家都能複誦人類有肉體、生命體、星芒體與自我體，也是不夠的。

血液是人類自我體的表現方式

重點不在於知道這些事，而是了解這些要素如何作用在健康的人與病人身上，還有在人類身上的相互關係有何意義。除非，你們認為了解靈性科學裡人類第四體——自我體——的本質是你們的責任，不然無論你們如何深入研究解剖學或生理學，都無法了解人類血液的本質；這樣的人對於與血液相關疾病的本質是無法說清楚的。因為血液是表達人類自我體的本質。歌德在《浮士德》（*Faust*）中寫下的「血液是非常特別的液體」這

句話，確實含意深遠。現在的科學對於這項事實完全沒有概念。科學家應該用與其他肉體器官完全不同的方法看待血液，因為其他器官是表達完全不同的東西。如果腺體是生命體在肉體上的表達方式，就必須以完全不同的方式來探討腺體的組織。因為血液是一個人類更高的體——自我體——的表現方式，科學方法如果要能夠正確處理這些事，就必須有這些知識指導才行。接下來我想講一些高層次人智學的重要事情。

◯ 當血液離開身體，就非原本的物質

從身體中抽取幾滴血後可以用盡各種方法來檢驗血液，這是相信唯物論的學者們的想法。血液的檢驗用的是調查其化學成分的方法，與檢驗其他物質所用的方法完全相同。但他們忽略了一個重點，當然，不用講，唯

物科學看不到這重點，而且會認為這說法是愚蠢又神經錯亂的，但事實是：血管中流動的、能維持有生命的身體的血液，與用針筒取出體外的血液，其實已經不再相同。我們得承認血液離開身體的那一刻就變成了非常不同的東西了。流出來的是已經凝結的血液，不論它多新鮮，在組織中已經沒有任何生命本質的證明物了。血液是自我體的表現，所以無法以檢查物質的方式來分析；因為你們所看到的血液已經不再是體內的血液了，不能再從物質角度來觀察。抽取後能見到的血液、能用類似X光檢驗的血，就已經是血液在物質界中外顯的影像罷了。這些事只會漸漸被了解；曾經有一些研究靈療的科學家提過這個觀點，但卻被稱為是瘋子或哲學家。

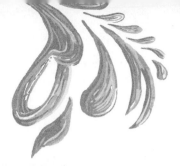

唯有透過靈性科學，才能分辨健康人與病人的差異

其實，健康與疾病都與人類多層次體的複雜本質有關，唯有透過靈性科學知識來了解人類，才可以洞悉健康人與病人之間的差異。只有在了解他們與自我體的相關性，才能了解這些疾病。有時，有些疾病會顯現在自我體的表現物——血液之中；有些疾病則是指向星芒體的病，就會影響星芒體的外在表現方式——神經系統之中。如果是第二種情形，我就會要求你們細細思量，當星芒體不正常，表現在神經系統，就會看到有些神經功能無法發揮，神經系統一旦無法在某些區域正常活動，就會有各種狀況出現，如胃部、頭部或心臟的病症。不過，胃部不舒服並不一定就是由神經系統及星芒體的變化所引起，有時會是完全不同的起因。

那些與自我體相關的疾病，就會與自我體的外在表現——血液有所關聯，原則上會顯現為慢性病，當然這只是「原則上」，並非必定如此，因為世事本來就不是非黑即白的。這類疾病初期的不適通常只是徵兆，這些徵兆都來自血液的混亂，而根源則是來自自我體的異常。某些慢性疾病的話題，我可以講上幾個小時，例如，若從肉體角度來看，原因是來自血液；若從靈性角度來看，原因出於自我體。這些慢性病主要都是天生或遺傳的疾病。這種慢性病的本質，只有從靈性角度探討人類本質的人才能了解。有人一生都在生病，也就是從來沒健康過，身體上總是出現不適。追根究柢，我們一定要問「此人自我體的基本性格為何？他是怎麼樣的一個人？」如果你們真的了解生命，你們就會了解慢性病與自我體的靈魂基本性格有關。有些慢性病絕對不會出

現在嚴肅莊重的人身上，只會出現在輕薄浮佻的人身上。這些是我們以下要講的提示。

　　有個病人已經罹患慢性病多年，你們要問自己的第一件事就是：這個人是哪種人？你們得要知道他自我體的基本類別，否則若跟著一般醫學去診斷，大多會搞錯，除非你們運氣好。在治療這類天生或遺傳本質的慢性病時，重點在考慮他們的整體環境，就是那些直接或間接影響到自我體的因素。當你們確實了解病人這方面的情形，你們也許會建議此人在冬天應移居他處，或是必須換工作，去接觸不同的生活。基本的建議就是要找到對這種自我體有正面影響的環境。要找到正確的治療方法，你們必須具備豐富的人生經驗，因此你們可以站在患者個性的角度說：「我要康復，一定要換工作。」要從他靈魂本質的觀點，精確指出所需的方法。有時

候，只要身處此環境就不可能康復，因為無法做出改變。不過，在許多例子中，只要他知道原委，其實都是可以改的。例如某人只要搬離低地，住到山上就會好了。這些方法都可以應用在一般稱之為慢性病的病人身上，只要是在肉體上與血液有關，靈性上與自我體相關的病。

◎ 急性病症大多與星芒體異常有關

接著我們來談談星芒體異常所導致的疾病，這個原因引發的疾病會呈現在某個神經系統上，大多數急性疾病都與星芒體異常有關。所以如果出現胃部或心臟的不適，或任何可見、急性的不舒服時，直接去治療症狀，這種治療其實可說是迷信；根本的發病原因可能是神經系統功能無法正常運作，例如很可能是神經系統支援心

臟運作的功能異常。此時根本不需要治療心臟或胃部，因為那根本沒問題，只是相關的神經功能失常。如果是這種情形的胃部不適時，給予鹽酸類藥品治療[1]，這樣的投藥有如用鐵鎚敲打延遲的火車一樣，結果火車還是照樣遲到，因為火車誤點是司機喝醉酒引起的，只要更換司機就能使火車依照既定時間行駛。同樣的，對於此種胃部疾病不用治療胃部，而是治療與胃部相關的神經。在唯物的醫學領域，你們也許也會聽過這樣的說法，但這並不是說胃部的症狀只要先處理神經就好了，這是沒有用的。唯有知道神經是星芒體的呈現，進而追究星芒體發生異常的原因才有用。問題在於，主要的治療法是什麼？

這種疾病的治療，首要考慮的就是飲食，必須找到

---

1 自然療法認為問題出自胃酸分泌不足時，會用鹽酸類藥品。

患者喜歡又對他有益的食物，而找尋的重點在此人的生活飲食方式，也就是要注意到他要消化的那些東西。唯物論科學對這方面一無所知。我們必須了解周遭大宇宙與我們複雜的內在小宇宙互相呼應，而每一種食物都與我們的組織有特定的關聯。人類經歷長久的進化，外界的大自然乃是由人類所分離出來的物質形成的。又一次的，我們必須回歸到宇宙史的「土星期」。「土星期」只有人類存在，人類在進化過程中的不同時期，甩出去、分離出了礦物界、植物界、動物界，並且在進化中形成了與分離出去的事物互相呼應的器官。分離礦物界時，人類便已形成某些特定內臟器官。在以往的時光流逝中，如果某些植物、礦物，沒有從外界出現的話，心臟就不可能出現。外界的出現物，與內在的出現物有著某種關聯。了解兩者關係的人就會知道外界大宇宙中的

元素如何應用於小宇宙，並可以對個別的情形開出處方。否則患者就可能服用錯誤的處方。所以我們必須在靈性科學中取得判斷的基礎。飲食療法若是來自統計或化學中衍生的純粹外在法則，就只是很表面的判斷。我們需要異於這種判斷的基礎。在處理有關疾病或健康的事時，一定要以充足的靈性知識為基礎。

與生命體有關的疾病，兼有急、慢性的表現

有些疾病則是包含了慢性與急性兩種性質，這類疾病與生命體有關聯，因此是表現在人類的腺體上。原則上這些疾病就與天生或遺傳毫不相干，而與國家、種族有關。因此在追查這種由生命體引發的疾病，也就是腺體的疾病時，就必須提出「罹患這種疾病的是俄羅斯人？義大利人？挪威人？還是法國人？」這樣的問題。

因為這類疾病與民族特性有關，所以會有相當不同的呈現方式。例如在醫學上有一項大誤謬，整個西歐對脊髓癆[1]有著完全錯誤的見解，雖然原有的見解對於西歐民族是正確的，但對東歐民族卻不適用，因為在該處的起因大不相同。這個疾病今日多是外部治療並被歸類為急性病，但實際上卻不是如此。總之，我們必須了解「受生命體控制影響的人類器官，在生命體異常時，就會引起這些器官的疾病，而且它們有著相當確定的關係」。例如人類的心臟與腦部之間有著一定的關係，可以用圖像的方式來描述「心臟與腦部相對的關係如同太陽與月亮間的關係」，心臟就是太陽，腦部就是月亮。所以我們得知道如果心臟一旦罹患了根源在生命體中的疾病，就多半會影響腦部。就像太陽有變化如日蝕，月亮就會受

1 生於脊髓上的癆病。

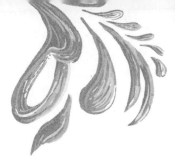

影響，就是這樣，這種事就是有著直接的關聯性。

了解各器官間的關係，才能面對生命體引發的疾病

密修醫學中，是用天體來對稱人類的器官：心臟—太陽，腦部—月亮，脾臟—土星，肝臟—木星，膽囊—火星，腎臟—金星，肺臟—水星。你們如果研究過各個星體的相互關係，就能明白各器官在生命體的相互關係。舉例來說，膽囊有如火星一般的作用，膽不會痛，但是一旦有病，靈性方面就會顯現在生命體上，不見其他各器官受影響，有如火星作用於其他各個天體。當有生命體引發的疾病時，必須知道各器官之間的關係，才能開出特定的處方。因此你們也見到在密修靈療中要避免所有片面的看法。此處就是你們用源自於植物、礦物

的處方之處，因為植物與礦物對屬於人類生命體的一切有著深奧的重要性。因此當你們知道某種疾病的病因是來自生命體，而症狀出現在腺體組織時，就必須使用能夠改正各器官間複雜關聯性的處方。特別是如果你們看到那疾病很明顯的，一是來自生命體異常，二是與某民族特質有關，三是器官互相關聯性正常，此時那就是可以使用特定處方的病。

心理治療法，用在源於自我體疾病最有效

如果你們認為患者必須換個工作環境，但他若無法離開目前工作，你們就沒辦法幫他。此時用心理治療法也可達到效果。所謂的心理治療法，用在源起於自我體的疾病最為有效。所以出現血液引發的慢性病症狀時，心理治療法會有效。心理治療的方式如果正確，對自我

體的影響，便能補償那些從外而來的傷害。你們仔細觀察，就能看到人類靈魂的體驗與心理，有著巧妙又不為人知的關聯性。就像忙裡偷閒的人，突然享受到鄉間空氣時的喜悅，這種讓靈魂產生的喜悅，就可以說是心理治療法。如果治療師正確的使用這些方法，就能漸漸將他的影響力帶入。心理治療在這類疾病上有很強的效用，不可忽視，因為大部分的病都是來自自我體。

接著來看因為星芒體異常而引發的疾病。雖然純粹的心理治療法也可用在這類疾病上，卻沒有太大成效。因此治療星芒體引起的疾病，甚少採用心理治療法，此時可以應用飲食治療法。至於治療生命體導致的疾病時，就該用醫藥治療來幫助恢復。如果我們明白人類的複雜性，就該知道治療法必定是多元性的，要避免片面的治療。

最後就是由肉體引發的疾病，也就是傳染病。這是一個重要的主題。想了解這種疾病，就必須認識與人類肉體有關的萬物本質。生病的根本不是肉體本質，而是靈性本質。重要的疾病並非只有前述的四種，還有第五種疾病，亦即由人類的因果（業障）所造成的疾病。

尚未了解高層次體前，醫學無法有所進展

　　到此我們可以說漸漸的了解了疾病的五種型態：起因分別是自我體、星芒體、生命體、肉體及因果的五類疾病。在醫學知識尚未包含對人類較高層次體的了解前，醫學是不可能有所進展的；至今我們尚未有一種醫學能夠全面了解各個面向。就像其他的密修知識也必須有所更新，並賦予現代的面貌。你們得明白這些智慧，以某些角度而言，並非新智慧。

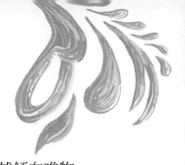

　　醫學原是起源於靈性的知識，但卻越來越傾向唯物論，其他的科學受到唯物論影響的程度恐怕都不及醫學。在很久以前，人們至少意識到要了解人類，必須了解構成人類本質的四個要素。當然，以往就有唯物的現象，甚至在四百多年前天眼者就已見到唯物思考在這領域中興起。例如：帕拉塞爾蘇斯（Paracelsus，1493－1541，中世紀瑞士醫生、鍊金術士、占星師）在今日仍被認為是個瘋子或夢想家，當時他注意到了義大利的薩勒諾、法國南部的蒙彼利埃、巴黎、德國某些地區的醫學已經越來越偏向唯物主義。因為他在世上的任務，帕拉塞爾蘇斯感覺到大眾有必要注意唯物主義的醫學與靈性知識的醫學之間的不同。今日要讓大家接受帕拉塞爾蘇斯的想法恐怕比以前更不容易，因為在當時，唯物主義的醫學做法並非完全對立於帕拉塞爾蘇斯的做法。不像

今日的唯物科學，完全反對人類真實的靈性本質的洞見。因此，帕拉塞爾蘇斯所說的，在現代仍然適用，雖然大家也許更難見到其重大意義。如果聽聽在解剖台旁或實驗室中工作的人對健康與疾病的看法，以及他們將研究應用在了解健康與疾病的方式，我們恐怕也會說出與帕拉塞爾蘇斯類似的話。也許說出這些話不是很恰當，但在此還是要懇請大家了解與原諒，就像帕拉塞爾蘇斯當時對當地醫學界所說的。他是真心的要求被原諒，因為帕拉塞爾蘇斯說自己並無家庭背景，也不是上流階級，缺乏優雅細緻，大家應該會原諒他言語粗俗。

所以在演講敘述各種疾病時，帕拉塞爾蘇斯批評德國及其他外國醫師們如下：「那是很糟糕的事，那些外國醫師包括蒙彼利埃、薩勒諾、巴黎的醫師，自認為所有的貢獻都是他們的，只會輕蔑他人卻一無所知，什麼也不

會做，他們的常識就是要會耍嘴皮、會表演，他們毫無羞恥的使用灌腸、瀉藥，就算病人要死了，他們還是用這些相同的手段。他們吹噓他們所知的解剖學，連病人的牙垢都看不到！更別談其他的了。他們可真是好醫生，就算鼻梁上不架眼鏡也是好醫生。他們到底有什麼樣的眼力？做了什麼樣的解剖？不管剖成什麼樣子，眼力都不超過鼻梁。他們工作得還真賣力，那些像騙子小偷德國醫生，就是新誕生的笨蛋，在看完一切之後，知識竟然退步。所以，他們被病人的汙物與屍體塞到快要窒息，然後還自以為神氣，他們應該要被丟到那群烏合之眾裡頭去！」

Chapter 3
人體三大部分與
治療原則

1923.8.28 於英國彭邁恩毛爾（Penmaenmawr）

有人要求我講人智學世界觀之下的治療原則。這個話題牽涉範圍很廣，很難在簡短的演講中闡明，而且還需要大家深思人智學與一般觀念不同之處，不過我還是會盡量試試看。

人智學組織中設有醫學部門，成立該部門的目的絕不是我們想要涉入所有事務。而是隨著人智學運動的擴大，許多認真努力的醫師也加入這個運動，他們開始察

覺目前公認的醫學觀其實是多麼的搖擺不定，許多觀念根本缺乏對疾病與康復過程概念的基礎。公認的醫學之所以缺乏這基礎，原因在於目前公認的醫學只想在大眾接受的自然科學上找到科學的正確性；而自然科學只相信以機械、物理、化學等方法，來確認外界的事實，再將這些發現的運作過程應用於理解人類。人類的內在雖然有著宇宙全部過程匯集而成的小宇宙，這些外在的物理化學過程卻不會以同樣的方式運作於人類組織之中。人類攝取地球的物質，但是這些物質本身充滿著自然界中動態的過程，並非只是被動的攝取進入人體。物質只是外表上看起來靜態，實際上內部卻交織著活躍的萬物，所以人類也攝取了這些大自然中物理化學變化的活躍過程。攝取後會立刻轉化成為不同的東西。

這種不同的東西，來自人體組織內自然的過程，只

有根據完整的觀察，才能夠了解真實狀況。只是，目前的自然科學，在討論範圍中忽略了人體中本質的運作過程。例如，對人類肉體本質的運作過程，只歸類於物理學與化學的過程，對人類肉體受到生命體、星芒體及自我體影響的過程一無所知，根本沒有處理研究到真正的人類。這種自然科學，既然無法如實洞悉人類的內在活動，便無從了解外在的物理、化學過程是如何持續在人類內部作用。當一個人健康時如何作用？生病時又是如何作用？

若無法了解我們攝取的自然物質在人體內究竟發揮什麼作用，又如何能夠正確判斷藥物的效用呢？

人智學通曉用自然物質治療疾病

我們可以說「近代醫學領域中最大的進步就是外在

的（機械式）外科」。相對而言，對內科治療的領域則充滿了困惑。這不是我個人的批判，而是意識到這情形的醫生所下的批判。困惑的原因就是自然科學對於人類並沒有完整的科學觀點與了解，當然無法了解自然物質對於疾病所造成的作用。

人智學致力於全面性的了解人類，獲知人類既是物質的、感官的也是超感官的。因此，人智學通曉如何使用自然物質治療疾病。

我們可以說，目前我們對疾病本質的了解已經遭遇瓶頸。對於「疾病究竟是怎麼一回事？」，現代科學知識無法回答這個問題。因為以自然科學的觀點而言，健康的人內在發生什麼過程？人從頭到腳的活動都屬於自然過程。但生病時，肝臟、腎臟、頭部、心臟究竟發生什麼過程？不論是什麼過程，都是自然過程！健康時是

自然過程，生病時也是自然過程。那麼，為何在某種過程中是健康狀態，在另一種過程中卻會生病呢？

　　模糊的概觀是沒有用的，沒錯，你們可以說：「健康時的自然過程是正常的，生病時的自然過程是不正常的。」如果只會這樣說，就表示我們什麼都不懂。

忽視其他力量與關聯性，人類臟器也變得毫無差異

　　現今普遍的自然科學是如何研究人類的呢？一般的做法就是不看活生生的人類，只從屍體這裡取一塊、那裡取一塊人體組織做樣本，然後提出了不同組織所經歷健康或疾病過程的抽象理論。但究竟是從頭部、肝臟或大拇指取下的組織都無所謂，一切都降級到細胞層次來研究。漸漸的，研究組織細胞的組織學，就變成最發達

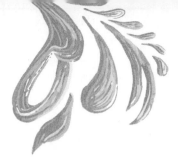

的人類學。如果只看細部，忽視所有其他力量與關聯性，就好像在夜晚每隻牛看起來都是灰色的，人類的各個臟器也都變得毫無差異。結果就是陷入黑暗的「灰色牛的科學」，並非考慮各個臟器獨特性的真正科學。

所以，行醫一定要有正確的基礎。我是在數年前才敢表達一些意見。雖然大家通常會認為靈性科學做出結論很簡單，但是我從事這方面的研究超過三十年；人們認為在實驗室中反覆研究找出結論非常辛苦，而靈性科學只要看看靈界就什麼答案都有了，但事實並非如此簡單。仔細與負責任的靈性研究，比起實驗室、診所或天文台的工作還需要付出更多努力與責任。所以，我在此處要提出的觀念，大致是根據三十五年的研究基礎而來，也是數年前才整理完整予以發表，而且最重要的就是，這些結果都經過現代自然科學的證實。這是在人類

各種「體」的影響之下，發展出來的人智學醫學的努力成果。

✺ 人類肉體的三個主要系統

　　就算我們將人類視為只是「物質肉體」時，也必須區分出三個系統，這三個系統有多種稱呼。但是最好的分類方式是，第一個是「神經－感官系統」，主要位於頭部。第二個系統是「韻律系統」，包括了呼吸、血液循環等有韻律性的活動。第三個系統是「新陳代謝－四肢系統」，由主持運動的四肢系統和新陳代謝系統的互相連結所組成。他們之間的連結性很明顯，四肢活動不僅會促進新陳代謝，並且與新陳代謝器官相連；從解剖上也可看到。腿部往內一直連續到新陳代謝器官，手臂也是。於是我們可以區分人類的三個系統：主要位於頭

部的神經－感官系統、主要位於胸部的韻律系統，以及

位於四肢與新陳代謝器官相連的新陳代謝－四肢系統。

　　曾有某位大學教授嘲笑人智學的分類方式。他沒有

徹底了解真正含意，所以講成：「人智學者主張人類由

頭部、一整塊胸部、腹部及四肢，這三個系統所組

成。」如果真是這樣，當然就很容易被人嘲笑。

肉體的三個主要系統彼此互相穿透

　　重點在於，神經－感官系統不只在頭部。此系統主

要匯集在頭部，但是延展至全身組織，亦即人類的頭部

系統分散到全身。同樣的，韻律系統也上下擴展到全身

組織中。以空間分布而言，人類全身都是新陳代謝－四

肢系統。當眼睛轉動時，眼睛就是四肢系統。所以這三

個系統並非只是在空間上並排並列，而是互相穿透的關

係，因此若想要正確評估此分類方法，就必須先習慣這種互相穿透的觀念。

　　神經－感官系統與四肢－新陳代謝系統本是相對的；一方所創造出來的，會受到另一方破壞，而被破壞的又會由另一方產生，這兩個系統的作用完全相反。而中央的韻律系統就用波動與振動建立起這兩個系統之間的連結，於是在這兩個系統的創建與破壞之間就發展出一種和諧的關係。觀察新陳代謝系統，便能看出新陳代謝主要作用集中在人體下半部。但是一個健康的人，這種人類腹部或是下半部的運作，一定會呼喚相對端，也就是頭部神經感官系統的活動。

衝破系統防線的活動，造就了疾病症狀

　　想像一下人類消化系統的活動竟然強到可以擴展到

神經－感官系統，因此，原本應該維持在新陳代謝－四肢系統中的活動往外伸，到達神經－感官系統。如此一來，這雖然是個自然過程，卻是不正常的自然過程，應該維持在新陳代謝系統中的活動，卻衝破防線進入神經－感官系統。

這個情形造成了許多現代醫學不在意，但大眾卻很在意的疾病，這種病俯拾皆是，其中之一就是各種不同的偏頭痛。想要了解偏頭痛，就必須了解它的整個過程。這個過程原本應該發生在新陳代謝系統中，現在卻突破進入了神經－感官系統；於是新陳代謝力不是維持在原有範圍內，而是涉入了神經感官系統中。

相反的現象也會發生。原本應集中在新陳代謝過程的相對端，也就是應集中在神經－感官系統中的過程，也會突破進入新陳代謝系統。結果就是原本應該是附屬

於新陳代謝系統的神經－感官過程，卻變成了強化的神經－感官過程。於是，屬於頭部的過程打破範圍進入了人體下半部，這樣的現象就會導致非常危險的疾病「傷寒[1]」。

只要從根本了解前述內容中人類的三個系統，便可理解人類如何從健康過程轉變到生病的過程。如果頭部沒有神經－感官系統的構成，人類絕不會感染傷寒。人體下半部如果沒有前述的構成，我們也絕不會因為偏頭痛而苦惱。頭部活動理應維持在頭部，人體下半部活動也應只維持在人體的下半部，一旦它們突破範圍，便會出現疾病症狀。

1 由傷寒桿菌引起的一種急性傳染病，又名腸熱病。

❦ 體內不斷進行著相對兩極的活動

就像我們可以指出，這兩種很有特性的疾病的原因；我們也可以指出，原本應該屬於某一器官系統的活動，當跑到其他器官系統內產生作用時，就會出現各式各樣的疾病。

如果只用解剖學來觀察，就不會看到兩個相對系統的活動。只會看到組織中最小部分的狀態。研究神經細胞就只能研究到構成方式是與肝臟細胞相對的。例如，如果你們可以洞悉人體這三種系統的整體情形，你們就會注意到神經細胞只要還健康，就會不斷解體、崩潰瓦解，而肝臟細胞在健康時則是不斷建構；這就是相對的兩極活動。兩者在人體組織內若有適當的分配，就能正常相互作用。但兩者若是互相穿透，就會進入對方，執行不正確的運作。

韻律系統就處於中間，一直努力的維持神經－感官

系統與新陳代謝－四肢系統這兩極的活動互相均衡。

從銻的作用，看見人智學如何讓人類認識大自然的作用力

我想講一個特殊例子，讓你們了解如何找到在大自

然取得的藥物，以及活躍在人類內部、健康與生病的力

量之間的關係。我們來看看在大自然中的某種金屬——

銻。銻的外表非常有趣，它在自然界中會形成既像莖幹

又像長茅一樣的結構。

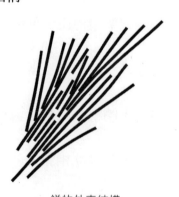

銻的外表結構

　　畫起來就像是礦物形成的苔，或苔蘚，也看得出這礦物想要長成一條條的線。若再用一些物理化學方法處理，就會看得更清楚，那些線狀的結晶就會更細，排列成一堆很細的線。重要的是，銻礦燃燒時會產生白色的煙，凝結在牆上，變得像鏡子般，這就稱為銻鏡。銻在目前未受到重視，卻是古時醫療廣泛使用之物。銻鏡是銻在燃燒之後在牆上凝結，反光如鏡子，這是很重要的現象。

　　銻還有另一特性。透過電解過程，使銻轉變成電解質陰極，而電解成陰極之後，會很容易出現小爆炸。簡單一句話，銻有著非常有趣的特性。

　　如果對人體投予適量的銻，便可以研究各種過程。例如：剛才提到的力量，銻會在人體內持續發揮，並帶動各種力量與效應。

我沒辦法說明所有的細節，並證明給你們看，但是我想簡短說明這些過程有何天生的特質。這些過程會很強烈的作用在人體有凝血之處，可以促進血液的凝固。如果我們用以上所說人體三系統的觀點來研究、認識人類本質，並學到各系統在各器官中銻運作的知識，便能發現銻的情形並不僅存在於外界（礦物界）之中，也以「力量系統」的方式活躍在人體組織之內。這「銻化力量」系統不只活躍在健康的人體內，也以不同的方式活躍在患病的人體內。

　　銻存在於人體內的過程，與塑造形狀的活躍力量互相對峙。例如細胞成形的力量——就是令細胞變圓，在人體組織形成細胞物質的力量。我想將這形塑圓球體的力量稱為「蛋白化力量」，因為它們主要是包含在蛋白質中。所以我們人體組織中就有「銻化力量」，像是在

大自然中燃燒銻產生銻鏡的力量，也有其反對的力量，就是「蛋白化力量」，會消除、靜止「銻化力量」。

蛋白化力量與銻化力量互相對立，因此兩者必須在人體組織內形成一種均衡狀態。造成傷寒的過程即表示這兩個力量系統失去均衡。

課程中我們看到人類不是只有肉體，還有生命體（也是塑造形狀的力量，可稱為「塑形體」）、星芒體及自我體。肉體與生命體之間有密切的關係，自我體與星芒體之間也有密切關聯。但星芒體與生命體之間的關係則是鬆散的，且每晚都會分離。

星芒體力量與生命體力量間的關係，在人類罹患傷寒時便產生混亂。一旦罹患傷寒，星芒體變得虛弱，無法對肉體充分發揮作用，而只能對星芒體本身作用，且作用過多。主要受星芒體控制的神經－感官系統，藉由

星芒體的力量壓下沒有轉為新陳代謝的活動，維持在星芒體的層次。星芒體只對自己運作，無法對生命體產生作用，如此一來就會出現傷寒的症狀。

鎶的內在有一種力量，會否定本身的礦物性質，形成結晶狀的線。鎶鏡沉澱之處，看起來像冬天時附著在窗上的雪花結晶。這顯示了其內有大自然結晶的力量，這種鎶所含的結晶力，只要用適當的方法把這股力量與藥物結合，引入人體組織中，就會支援星芒體，重新把力量正確作用在生命體之上，星芒體與生命體的關係就會恢復正常。

用適當的方法把鎶調和入藥物中，會產生與傷寒互相對抗的效用。如果把含鎶的藥物與其他物質混合，刺激組織發揮本身的鎶化力量，便能喚回生命體與星芒體間共同的正確韻律，進而治療相關的疾病。不過，不同

的疾病就會需要混合不同的物質，以建立組織中正確的

關聯性。

　　銻的例子，就讓我們看到人智學的思維如何讓人類

更認識到大自然物質的作用力，以及相關人體內部的作

用力；如此一來，你們就能夠隨之使用蛋白化力量，這

種讓細胞成圓形的力量，還有其他的力量，直接用在胚

胎細胞之上。

醫學中導入人智學，建立人類與大宇宙的關聯

　　在醫學方面已得到真正的知識，能看到人體組織運

作的人就會知道，用顯微鏡檢查胚胎細胞的方法，雖然

令大眾覺得很奇妙驚人，卻只能做到一知半解。人們只

從外在觀察卵細胞中心體的發展，卻不知道蛋白化力量

與銻化力量的對峙才是統領人類組織的力量。是蛋白化力量令卵細胞成為圓形，細胞中心體則是在受精之後，受到銻化力量影響而形成。

以上的力量在整個人體中運作，以正確方法調和藥劑，並透過診斷了解人體的哪個部位需要幫助，如此才能在對抗疾病的過程中加入人體需要的力量。

在醫學中導入人智學觀點後，便建立了人類與大宇宙間的關聯性。

再舉一個例子，就以花崗岩成分中混有的石英、矽酸鹽為例，這些成分既透明又結晶，堅硬的程度連刀子都無法破壞。以適當方法處理這個物質，投予適當劑量，人體組織便可產生支持神經－感官系統的力量。所以照理說「用正確方法將矽、水晶當作藥物投入治療，就有助於感官系統做該做的事」。雖然應當配合各種症

狀混合其他物質作為治療藥物，但主要就是利用矽酸鹽形成過程中的作用，亦即將矽酸鹽形成過程引入人體組織後，便能幫助虛弱的神經－感官系統發揮作用，並回復到正常力量。神經－感官系統活動若變得太弱，消化活動便會穿透入頭部，因而出現偏頭痛的情形。

利用正確方法從矽酸鹽取出的藥物可以幫助神經－感官活動，讓發生偏頭痛的人感官系統恢復強壯，壓抑離頭部過遠的消化過程，回到正確的狀態。

不只認識人體組織，還必須看到內在活躍的力量

我以比較簡略的方式做出以上的說明，希望你們能了解。重點在於要真正認識健康或罹病的人體組織，不是只看到細胞的組成，還必須看到內在活躍的力量，只

要找出這些力量，不論它們是以合作、韻律、還是對峙的方式運作，就能從大自然中找出適用於激發人體組織抵抗各種疾病過程的藥物。

舉例來說，在磷內有一種過程，若引入人體組織後，便能改善人體內的某些異常狀況。當人體組織內某些力量無法發揮時，是人太衰弱以致於無力啟動有機燃燒過程，而這是在人體組織中轉化物質必須的過程，也是人的每一個運動都需要的過程；人一旦太衰弱，便無以正確控制這種有機燃燒過程，如果控制不足，此過程便會過於激烈——有機燃燒過程原本有著無法衡量、沒有限度的強烈力量；如果沒有這麼強烈的力量，人類便會隨時感到疲乏而無法活動，不過人類組織也必須有能力去控制這個無限強大的有機燃燒過程。

器官組織中若是缺乏這種控制能力，或是衰弱到不

具有正確控制有機燃燒過程時，人體便會出現結核病的各種症狀。因為無法控制燃燒過程，便會在體內形成培養細菌的環境。

在此，我不打算反對細菌理論，細菌理論在某種程度上有其用處；以診斷而言，細菌可以提供很多資訊。我絕不是要反對官方醫學，只是希望讓已經到達極限的現代醫學能夠增廣範圍。若應用人智學的觀點，醫學便有希望繼續發展。

全然感知、了解人類，才能真正科學的找出治療藥物

假設在人體組織中投入磷，體內控制燃燒過程的能力便獲得支援，但也必須考慮各器官系統也有這種控制能力。假設，控制力來自對骨骼作用的系統，那麼人體

內磷的功能就必須集中對骨骼作用，才能使控制力獲得支援；仔細研究就會發現，磷再加入鈣或鈣鹽，就能獲得這種功用。如果是小腸結核的疾病，則可以把適量的銅化合物與磷混合在一起；若是肺結核，則可把鐵與磷混合。只是，肺結核是非常複雜的疾病，必須配合症狀再加入其他物質，讓人體中的化學－物理過程持續進行，才是真正的治療行為。

官方醫學通常認為，銻的力量在大自然的作用與在人體中是相同的，但事實並非如此。我們必須應用人智學的觀點去做實驗，才能明白這個過程在人體內究竟能產生什麼作用。

我們看到的是：銻會在星芒體與生命體間建立一種韻律；石英的作用力很適合建立自我體與星芒體的正確關係，可以康復神經－感官系統；還可見到從鈣中，特

別是動物分泌的鈣中獲得的藥物，可以建立生命體與肉體之間的正確關係。

我們可以說，當我們對人類有正確的觀點，就可以讓我們使用鈣，或類似的物質，例如：由動物分泌的牡蠣殼等物質，來建立生命體與肉體之間正確的關係，這兩者若失衡，就是肉體疾病徵狀出現之時。所以在用鈣或類似的分泌物中取得藥物時，就必須省思是否是生命體與肉體的關係失衡。

生命體與星芒體若是失衡，就可以找包含在銻及許多其他金屬中的成分。若是找來自植物的藥物，那就特別要找植物的中間段，在葉片與莖中的物質。而與磷的過程相應的力量主要是在植物花朵中，與矽酸鹽過程相應的過程則是在植物的根部。所以我們也看到了植物各部分的力量與人體組織之間的關係：根部的力量與人類

頭部及神經－感官系統有著確定的關聯性，葉片、莖與韻律系統特別相關，花朵則與新陳代謝系統有關。

　　若要以簡易的方式對消化、新陳代謝系統有所幫助，可以配合診斷結果，選擇適用的花泡茶來喝，就可以幫助消化系統。如果使用特別方式萃取植物根部的鹽分作為藥劑，則可以對神經－感官過程、頭部發揮功效。

　　所以一方面要徹底了解大自然，另一方面則是徹底了解人體組織，才可能真的在大自然中找出治療藥物，也可以看到這兩方面的關聯性。否則就變成是用嘗試錯誤法來找出有用的藥物，寫出什麼 90％或 70％的案例成功，40％不成功之類的報告，最後變成依據統計結果來找藥物。

　　因為時間有限，我只能這樣忠告，惟有全然去感

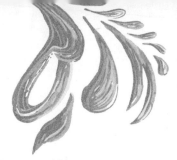

知、了解人類，才能真正科學的找出藥物治病，不至於落入一知半解或某種醫學宗派的治療法。

如何用特定方式使用藥物，也同等重要

要創造藥方，對自然物質與自然過程相關的正確認知很重要，而知道如何用特定的方式使用藥物，也同等重要。

你們可以用正確的方法從神經－感官系統、韻律系統、或新陳代謝－四肢系統著手。基本重點就是如何啟動治療過程。幾乎所有的藥物都有三種使用方法：口服、注射、外用。口服是經由新陳代謝系統引入藥物，新陳代謝組織再對其他組織發生作用。有些藥物就只能使用這種方式。

也有直接針對韻律系統運作的藥物，銻就是一個好

例子。這就必須使用注射法。注射血管或皮下是對韻律過程最好的方式。至於用藥膏、沐浴或像按摩等外用藥物，就會對神經－感官系統發揮作用。

所以，針對不同系統，我們可以用不同方式。假設我們以矽、石英為例，使用口服或注射方式，會有很大的不同。假設採用口服，就是準備要經由消化系統去運作，消化系統再將力量傳送到神經－感官系統；換言之，就是繞道經消化系統引入石英的過程。但想要經韻律系統到神經－感官系統傳輸更多的石英，也就是經由血液、呼吸的過程，就會採用注射，這是為了經由韻律系統來治療。

若想要用花朵中含有的芳香氣（乙太），經由消化器官來治療時，就會用花朵泡茶讓病人飲用進入胃腸道即可。如果想要透過精油芳香氣的特性直接對神經－感官

系統作用，或是先經過神經－感官系統，再進入韻律系統時，就可用花朵的汁液加入熱水中，浸泡沐浴，就會對神經－感官系統作用。

由此可見各種物質的治療效果與使用方式的關係。你們若應用越多人智學知識，就會對「引出自然過程與人類的關聯性」越清楚，也會很明顯的從人智學看到病人需要哪些藥物和如何使用這些藥物。

參加人智學運動的醫師成立了臨床與醫療研究所，進行藥物與醫療法的實驗，以及製造藥物。我們有臨床研究所。還有化學－藥學實驗室位於瑞士的阿勒海姆（Arlesheim）與德國的斯圖加特（Stuttgart）。

在這裡我想特別提一下阿勒海姆的臨床醫療研究所[1]是在傑出的薇格曼博士指導下運作的。她為研究所帶來

1 現在名稱是依塔‧薇格曼診所（Ita Wegman Klinik）。

極大的祝福，因為她有所謂「康復的勇氣」。因為要引出複雜大自然的康復過程，還要面對人類健康與疾病的複雜過程，在面對如此龐大的領域時，醫生確實需要勇氣才能肩負任務。

阿勒海姆的臨床醫療研究所中，附設有化學藥學實驗室[1]，並且進行藥品的製造，已經上市。藥廠製造了藥物，但是要由大家找出使用的方法與方式，這是基本重點。人們要找出正確的方式，配合藥物，達到正確的治療，才不是外行，才不是忽視現代科學，而是擴展現代科學。

如果這些知識眾所周知，那麼實驗室的成功就會是必然。但是在目前盛行的純粹唯物的醫學方向，想要引入基於完整人類的有效療法，確實有點困難。要改變這

1 現在已是薇蕾德藥廠。

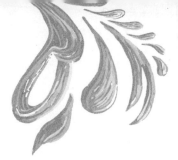

狀況，就需要靠真正關心人類健康的每一個人都具備了深入的洞察力。

靈魂心理的運作方式，也會影響健康

除了那些可以經由正確使用自然藥物達成的康復，當然靈魂靈性（心理精神）的治療法也是不容忽視的。在這方面，如果我們能夠將保健治療的心念與教學帶入學校——正確教學法本該如此——你們就會看到這會如何影響孩子的靈魂靈性，而影響到孩子一生的健康；就算不是立即的，在孩子一生中的確會有影響。在講教學課程時，我通常會詳細講這些事，在此舉一個例子說明：教師訓練孩子記憶力的時間點要恰當，如果在記憶力上要求太高，對八、九、十、十一歲的孩子們而言就是不恰當。一旦靈魂在兒時被要求過度的記憶，或是刻意製

造出教學式記憶活動，在往後的人生中就會以各種肉體疾病的形式顯現。糖尿病可能就是與兒時錯誤的記憶教學法相關的疾病。但若是過少使用記憶，也會有不好的效應。

我只能舉出這些原則，讓你們可以看到，不是只有自然藥物可以影響健康與疾病，靈魂心理的運作方式，也同樣會對健康產生重大影響。

想達成這目的，可以在治療中兩人單純運用心理精神的影響力，引出康復的過程。不過，這很容易又變成外行的做法。舉例來說，人們通常認為精神病最容易用精神性的方法康復（例如用討論溝通法），但精神病的特性就是讓病人無法與人進行合理的溝通；就是這種無法合理交流，使靈魂對外處在封閉的狀態，才會被稱為「精神病」。但你們會發現，所謂的「精神病」其實被

誤命名了，那其實是肉體的疾病，但以「隱藏」的方式
表現。為避免以外行方式亂治精神病，應當好好診斷，
找出隱藏在其背後肉體上的病灶，唯有康復相應的肉體
組織時，才能有益於病情。

　　肉體上的疾病，有時許多靈魂靈性（心理精神性）的
方法會很快奏效。這是今日大家都在做的，但大多落入
一知半解的治療法。我無法再細說，不過這類方法對肉
體疾病確實很有幫助，再加上藥物等，可說是多方支援
的康復過程。

　　我只能說以人智學為基礎的治療法當然包含心理精
神的療法。在阿勒海姆的臨床醫療研究所中，除了肉體
性的治療法，還採用了身體韻律的優律詩美（Eurythmy）
治療法。

優律詩美，從四肢活動喚醒人類靈魂靈性

優律詩美療法包含了你們曾見過的藝術性優律詩美，轉化成對健康有幫助的運動，其中優律詩美母音的運動被轉化成前面提到的蛋白化力量，子音的力量則是支援銻化力量。在優律詩美子音與母音的共同運作下，便會使蛋白化力量與銻化力量達成均衡。這是說明，若能適當做一些正確療法，例如優律詩美之類的療法，會對身體的康復過程與慢性病很有幫助。

優律詩美療法其實是基於「四肢活動會喚醒人類靈魂靈性」而創造的方法；如果了解健康人體組織可以做出何種動作，便能找到發揮康復效果的動作；亦即透過人類動作中的四肢動作，對內臟器官運作過程產生康復效果。

在研究所中，我們看到優律詩美療法可以做為一種特殊治療，這是基於人智學對人類的了解所發現的治療方法。

人智學運動中的人智醫學就是由此發展而來，是根據與治療領域相關人士的要求而產生的，也是因應時代的需要，更可以說是應現代人類文化的需要，人智學只是提出解答而已。

因為時間的緣故，今天真的只能講述原則性的內容，如果要再講下去，就要大家挑燈夜戰了。但熬夜會令人生病，要講健康而令人生病，當然不合時宜。所以在這簡短的演講後我得請你們回家好好睡上一覺了。

譯注：強烈激發人體功能的礦物，多有毒性。銻，也有其毒性，所以史代納博士有特別說明需要用正確方法調和藥劑，也強調治療不能一知半解就隨意進行。

Chapter 4
從靈性科學的觀點看治療方法

　　人智學一路走來，並未與正統科學的醫學研究有所衝突。但從科學角度看醫學卻很容易誤解，因為從外表看起來，沒有確切證明的研究，都被認為只是宗教主義的看法，所以無法被科學認真對待。因此我必須要聲明，以人智學為基礎的觀點，同樣是為了要支持醫學，感謝並認同近代醫學的偉大成果。

　　因此，下述說明絕對不是要批判大眾認同的正統療

法。主要是，數世紀以來，世界觀就侷限在用感官研究；不是實驗法就是直接觀察法，然後再用推理能力找出其中的因果關係。總之，是完全靠感官來作推證。

數百年來，這種研究方法都被認為是理所當然，若非如此人類就會沉浸在幻想、夢想之中，被迫接受變幻不定的一切，纏繞在無益的假設之中。

這情形乃是因為，從出生到死亡之間，生活在地球上的人類，無法只透過感官與推理來了解自己，因為人既是感官的肉體生命，也是超感官的靈性生命。

因此在討論健康的人與病人時，就一定要自問：「只靠感官與推理來研究肉體的方法，是否就能了解健康與疾病？還是要擴展感官的能力，做另一層次的研究呢？」

真實、無偏見的回溯歷史就會讓我們看到，人類的

知識，其源起並非來自感官的觀察。其幕後，其實是廣

大無邊、靈性生命與意識的發展進化，絕對不輸給肉體

生命的發展進化。

ℚ 理性主義將人導向了唯物主義

約在三千年前，早期的希臘文明開花結果時，當時

有著與今日不同的學校。這些古代學校有著「人類必須

先在心靈上發展出某些能力，才能修得有關人類知識」

的信念。因為在古時靈魂比較單純，還不會傾向於幻

想，所以可以在所謂心靈的祕境中，體驗所有學習的靈

性根本。

這種情形，到了現代，大約十二、十三、十四世

紀，大學制度崛起後就結束了。從此之後，人們就開始

只以理性主義的方式學習。理性主義一方面把人導向敏

銳的邏輯，另一方面則導向只有唯物主義。

　　數世紀以來，人類累積了大量外界（感官）的知識。生物學、生理學、醫學都有很大的成果。確實累積了數量驚人的觀察結果，但當中還是有難以數計的內容尚待觀察。

　　但是在這數世紀之中，所有必須靠靈視力才能得到的知識，因為人類靈性能力的關閉，就完全被排除在外；如此一來，便無法調查研究健康與疾病的本質。

　　為了強調前述的聲明，我想有必要先提出一件事。如同我的書《超越生死門——高等靈界知識與修證法門》、《秘修綱要》中所敘述的，就算在現代，也是可能提升靈魂能力，讓人類的靈性與肉體分離。這個靈性部分是有天眼的人可以看得到的。我們的一般感官是「天生」存在我們的肉體組織內；但是靈性的感官眼

力，則需要靠「自己」培養才會發展出來。

這靈性的感官眼力是可以修得的。一個人可以練習認真進入「想」的生命，活在一種「靜」態中，安住在一種「思想平靜」的狀態，這樣就是有方法的教育與轉化靈魂。可以對靈魂實驗一段時間，讓靈魂安住在容易想像的念頭上，同時也要避免任何自我暗示（自以為看到靈界）、或意識力降低如催眠的狀態。如果持續這樣操練靈魂，就像操練肌肉一樣，靈魂就會逐漸強壯。如此有方法的不斷深入練習，靈魂茁壯成長，力量增強，終會變成具有靈視能力——「天眼」的生出。

此時靈魂所見的第一件事，就是人類並不只有肉體；肉體是可以用肉眼與顯微鏡觀察的，在肉體之外，人類還有生命體。生命體並非早期科學所描述的「不可見的生命力」，生命體是真的可以被感知、觀察到的。

如果一定要區分生命體與肉體性質上的許多差異，我會

特別提起這項：人類肉體受重力的控制，被拉向地球；

而生命體則是被拉向宇宙周邊，朝外向四面八方拉出去。

一般而言我們觀察物體，總是關心它的重量，但是人體

有重量的部分，正是相對且拚命要脫離地球引力的生命

體力量，我們之內就交織著這兩種互相對峙的力量。

生命體，在人類之內的向外離心力

生命體是我們第一套「超肉體」的「體」，我們可以

說，我們之內第一個人就是肉體的人，方向向著地心，

被吸引在地球上；第二個人的方向則是要脫離地心，離

地球而去。所以很顯然我們要在受制於重力的肉體，以

及四面八方朝向宇宙邊際的生命體之間取得均衡。

生命體是想要模仿整個宇宙，但肉體則牽制它，令

它維持在肉體的邊界之內。

因此，在思維肉體與生命體之間的均衡狀態之下，我們對人類本質的感知就很真切了。一旦我們認知到這個在人類之內的向外離心力，我們就能感知這種力量也存在於植物界中。礦物看起來才是純肉體純物質的，礦物中看不到離心力，礦物也是純粹受到重力所控制。但是植物，我們則可以認知到，它們的外形，其實就是重力與離心力造成的結果。但如果要調查觀察高於植物的動物界，我們便不能只把自己侷限在肉體與生命體這兩個構成要素上。植物擁有生命體，而觀察動物時我們也能發現，動物除了生命還有感受，動物內心還有一個世界。我們便發覺到我們還必須更深入的研究，也明白了我們還得將意識修持到更高的境界才行。

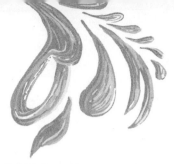

意識修行，看見不只是肉體的靈性世界

當我們的意識修到某一層次之後，就會見到人類不只是肉體，肉體其實包藏在生命體中，就好像被雲層團團圍住；還不只於此，我們將靈魂修得越強，就會發現越多在思想念頭中的真相，然後就可能達到更高的層次，能夠壓制那些我們自己所造成、強烈的思想或念頭。

在平常的意識中，我們若把視覺、聽覺、感覺、思考逐一消除抹滅之後，我們就會睡著了，這是很容易實驗證明的。但透過訓練思想（念頭），訓練整個觀念與感受的生命而強化了靈魂之後，便能學會如何控制感官，又不會沉沉睡去，反而處於清醒的狀態。甚至為了努力修持達到這種狀態，還需要特別注意別讓自己睡著；不過我在書上曾說，要走這條修行路的人，還必須

注意到別讓修行擾亂了日常生活。

一旦成功維持完全清醒的狀態，視而不見、聽而不聞，一般的記憶和思考就停止了，就會面對一個新的世界：思想完全空掉，但意識卻完全清醒。此時就會看到人類的第三個組織，第三個要素，也就是星芒體。

星芒體，連結到我們內心生命狀態

動物跟人類一樣擁有星芒體。有了星芒體，人類才打開了真正內心體驗生命的大門。星芒體既不是連結到地球的最深處也不是連結到宇宙的最遠端，而是連結到我們的內心生命狀態，這個穿透且充滿著我們內心的力量，因為外型似星星的光芒就被稱為星芒體，這就是人類組織的第三個構成要素。

一個人若由修行而見識到了人類組織的第三個構成

要素，他就會覺得，如果以科學的觀點而言，這真是筆墨難以形容的大開眼界。他見到孩子長大成人，生命力持續活動，但不只是肉體成長，意識也同時發展，他在內心漸漸呈現出一個外界的影像。這難道是肉體成長的結果嗎？這是那負責營養與成長的力量所造成的嗎？

負責營養攝取與成長的力量一旦占據優勢，意識即變得黯淡。所以我們需要一種力量，能夠對抗生長力。人類不斷成長，不斷攝取營養，但他的內在還有星芒體，會壓抑、抑制成長與攝取營養的力量。

所以人類之中有著與地球相關的「肉體」創建過程。另一個是與宇宙相關的「生命體」創建過程。而「星芒體」則是不斷破壞細胞與腺體的有機生命過程。

這，就是人體的祕密。

進化不只有直線前進，而必須在某方面退讓、包容

現在我們就能理解為何只有人類才有靈魂。人類如果像植物一樣只是不斷成長，便無法擁有靈魂；成長過程必須被破壞毀滅，因為這樣才會把靈魂驅逐出來。如果我們腦中只有成長建構的過程，而沒有分解破壞過程，便無法包容靈魂。

進化不是只有直線前進，進化也必須在某些方面退讓包容。這就是人類的祕密——人類就是這樣成為有靈魂的生命。

如果只考慮動物的組織結構，就會發現牠們只有肉體、生命體、星芒體三個組織。但當我們繼續觀察人類，若我們對靈魂的訓練繼續進步，我們就會因靈性的力量而看到第四個構成要素。

我們從靈性感知力來看動物，發現牠們的思考、感受、意志的界限很模糊，無法清楚區分。沒辦法說牠們有分開的思考、感受與意志，只有這三個元素共融、模糊而混雜的狀態；但是，人類的內心生命就是在安靜的思緒中掌握自己的意圖，也能維持著這種意圖；可以將這個意圖化為行動，也可以不行動。而動物則是服從牠的衝動，衝動就是行動。人類則能夠分離思考、感受與意志。

為何會如此呢？唯有一個人能將靈性感知力修習到能看到人類組織的第四個構成要素時才能了解。那個要素，就是能說「『我』是『我』」的「自我體」。

我們剛才說了，星芒體會破壞成長與滋養的過程，換言之，就是令人體組織逐漸死亡，而自我體卻會從這個解體過程中拯救出某些要素。因星芒體而解體的物

質，也就是從生命體與肉體中崩壞的物質當中，自我體會再度重建，這，就是人類本質的祕密。

只要觀察人類的腦部，在腦表層下方較輕的部分，會以神經纖維組織的方式深入感官。有能力看到的人就會發現，這個最複雜的組織，非常緩慢的毀壞著，雖然一般的生理學方式無法察覺它緩慢的在衰敗，但在這毀壞之中，腦的周邊卻不斷在重建，這就區分了人類與動物，這就是人體組織的根本。對人類而言，腦中心（感官神經的延續與連結部分）比腦周邊先進。腦周邊，若與腦的深層部位相比較之下，其實比較像是新陳代謝的器官。

這腦周邊的新陳代謝功能，是人類所特有，由自我意識中所建構出來的，用來重建毀壞的狀態。而自我意識的活動也因此能瀰漫整個組織。

　　這自我意識組織就展現了人類的特質，因為有這自我意識，人類就有了「我」的感覺。就像聽、看、嚐等都有各自專屬的器官，這個自我意識也有專屬的器官，就是「整個人體」──這器官用自我意識與外界交流。

　　自我體會從星芒體所造成的廢墟中拯救出某些要素，並以此要素創造了思考、感受與意志能和諧、共同運作的人體。

維持健康，人類四體就要維持特定關係

　　在此我想特別指出，不論是使用靈性力量觀察，或是外在實驗性科學實驗觀察，都應有同樣的精確度，而且要有全然的責任感。因此，對於每一個案例，都要找出靈性觀察所見是否與外在物質性的研究結果一致。我

們有肉體的腦，就是要讓我們理解超肉體、超感官，以及從靈性調查中證得知識。

於是我們人體有四個構成要素，若要維持健康，這四體必定要維持特定的相互關係。

如同氫與氧，經過一定比例結合之後便成為水，同樣的，肉體、生命體、星芒體以及自我體之間也需要特定的方式來維持。

我們擁有的這四個要素，有著「4×4」的互相關係，其中任何一個關係都可能被擾亂。不正常關係也許會出現在生命體與肉體之間、或星芒體與生命體之間、或自我體與任何另一體之間。這四個構成要素都深度連結，互相有著特定的關係；這些關係一旦擾亂，便會發生疾病。

然而，在全身當中，這些關係並非全然均勻一致，

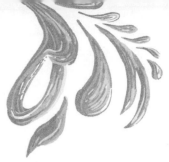

而會因各個器官而有所差異。例如觀察肺部便可了解，肺部中的肉體、生命體、星芒體及自我體的組成狀態與腦部或肝臟中的四體組成狀態並不相同。所以，人類組織很複雜，靈性與物質，在每個器官都有不同的相互關係。

了解人類四體，才能真正了解人體

因此，我們要了解，就像根據外在症狀研究人體解剖與生理學一樣，若認同靈性調查方式確實存在且親身實踐，就要精確的研究「每一個個別器官」的健康與疾病，這樣才能徹底了解人體。若只從肉體的觀點下手是無法了解人類的。只有從肉體、生命體、星芒體及自我體這四個要素出發，對人體才會有真正的了解。當一個人講得出來這四個要素其中的哪一個過於強大、或過於

壓抑時，才算是弄清楚了疾病發生的原因。唯有從靈性角度來觀察這些情形，才能做出靈性角度的診斷來補充物質性診斷的不足。因此人智學洞悉人類組織的四個構成要素的方法，可說是增進了一般醫學對健康與疾病的觀察方法。

這種能力不僅能從靈性角度觀察人類，還可以從靈性角度觀察整個大自然。此時可說是患者首次能夠發現人類與大自然各界（礦物、植物、動物界）之間的關係，以及在這些界中的康復特性與他自身之間的關係。

舉例而言，地球上有個非常廣泛分布的物質，不但在地球內，也以極微細的方式存在空氣中，就是矽酸鹽。矽是地球上很重要的物質，能以靈視力看到這情形的人，就會看到這些矽的所有物質，其實是某些靈性物質的外在展現方式。而靈視力所見的矽或碳酸與一般物

理方法觀察所見有非常巨大的差別。

靈視力所見的石英或山中的水晶，事實上，所有的含矽物質，都提供了靈性出沒的通道；就像透明的物質讓光通過一樣的道理，矽物質也讓全世界活躍的靈性穿過。

碳酸則相當不同。碳酸也有靈性的特質，每一種物質都有靈性特質。靈性接觸到碳酸，就會被「個別化」，碳酸就將靈性的力量留在其內。靈性選擇了碳酸作為其居所。矽有著超升的傾向，一種消耗的傾向，但是碰到碳酸，就好像覺得這就是「家」而留了下來。

動物的呼吸與循環中有著碳酸的過程，而呼吸特別與星芒體有關。動物的碳酸過程是屬於外在肉體性、物質性的，而星芒體則是屬於內在以靈性方式活躍運作的。星芒體是靈性元素，而碳酸過程則是相對的肉體元

素，這就是動物呼吸的基礎。

自我體組織是人類的靈性內在元素，以矽酸過程的方式活在人體內。我們的頭髮、骨骼、感官與四肢中都有矽酸鹽，事實上，所有人類與「外界」接觸的部位都有矽酸鹽。所有的矽酸鹽過程都是自我體向外表現的相對過程。

要記住自我體必須夠堅強才能處理、控制這種矽酸鹽過程。自我體如果太弱，矽酸便會到處分散，造成生病。另一方面，星芒體也要夠強才能控制碳酸過程。星芒體若是衰弱，碳酸以及相關的廢物便會到處分散，如此一來便會生病。

因此可以由觀察星芒體的強弱，來發現疾病的靈性根源。觀察自我體就會發現這些擾亂的根源，可能是大量矽酸鹽在體內分解，此時必須用矽酸鹽來進行治療。

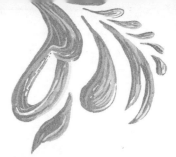

治療時靈性不會戀棧物質，它會穿過物質，影響體內矽酸的儲存，它會替代自我意識。若是用碳酸治療時，就要注意必須調和碳酸到靈性在其內能處於正確狀態，用碳酸做治療就要覺知到星芒體會藉著碳酸起作用。

因此，我們就創出了一種治療法，這個療法不是只用了化學物質而已，是「相當有意識」的開藥治療。有了這樣的知識，在你們運用某種物質，或是特殊的泡澡溶劑，或是注射的同時，都會有很確定的靈性力量進入人體組織。

單純治療肉體和靈性治療這兩種方式，只要搭上橋樑，絕對是可以共同作用的，古代醫學就有這樣的特性。現今某些傳統還保留著，甚至可以在現行的療法中看到蹤跡。我們也必須有這種認知，無須忽略物質性的醫學，只要再加上我們所得的靈性知識即可；不只是關

於人類的靈性知識，還有關於大自然的靈性知識，任何事情都可以用與物質科學相同的精確度去實踐。

人智學並非要修正現代醫學，而是加上靈性的知識，因為一般的醫學需要這些資訊。

我剛才所說只是極為廣大的靈性知識的開端而已。目前人們尚沒有信心，這很容易理解，不過在醫學領域內我們已經獲得某些成果，是可以在薇格曼的臨床醫療研究中證實的。我相信，只要帶著研究物質醫學同樣的善良心意，想要增進現代醫學，就會發現這觀念並不難接受：靈性在人之內，也在康復自己的方法之內。

生命體過強與形成癌症的關聯

我想簡短舉兩個例子來佐證我剛才所說的。假設靈性的診斷是生命體在某些器官中過於強勢，星芒體與自

我體無法抑制這種強大作用。在星芒體太弱、自我體可能也太弱的情況之下，生命體將取得主導地位，並將強勢的成長滋養過程帶入器官中，在星芒體與自我體缺乏控制力的情境之下，整個人體將無法共同正常運作。

此時，當生命體取得主導地位時，將會出現朝向宇宙、離心力過強的現象。這個離心力無法與肉體的向心力保持均衡，星芒體無法控制這樣的狀態。在這種情形下，就造成矽酸鹽過程過強，而且自我體無能控制的狀態。

這情形便會形成腫瘤，這才是癌瘤出現的本質。有關癌症的研究已經獲得很好的成果，也付諸實踐。若不知道癌症的發生源自於生命體過強，成為主導，星芒體與自我體又無法對其壓抑所造成，便無法真正了解癌症。於是問題就是「要如何強化生病器官的星芒體與自

我體，以減弱強勢的生命體呢？」這就是治療癌症的方向，以下會說明。

經由對生命體的了解，我們也漸漸認識到最可怕的疾病的本質；如果能夠同時掌握藥物運作中靈性的本質，我們就能發現對抗疾病的方法。這就是經由「生命體」來了解疾病的例子。

星芒體過強與心臟、腺體活動紊亂的關聯

但假設是星芒體取得主導地位：星芒體占有的優勢幾乎遍及全身，當星芒體的內在力量過強，星芒體會因而硬化，那麼將發生什麼情形？當星芒體不再受到自我體管控，也就是自我體帶來的整合力無法抵消星芒體引發的解體力，如此便會出現自我體弱化的相關症狀。

首先出現的是心臟活動的異常，再來就是腺體活動

紊亂。因為自我體未能主控，周邊腺體器官分泌過度活躍導致腺體腫脹。甲狀腺腫就是出現的症狀之一。

硬化的星芒體導致矽酸鹽過程本來要向內的作用，現在被擠壓為向外作用，這是應在感官中強盛的自我體無力充分發揮效用的結果，所以就會發生眼球腫脹，星芒體將眼睛驅策向外了。自我體應該要克服這情形，只要自我體與星芒體取得平衡，眼球便能維持在應有的位置。如果自我體力量過於薄弱，星芒體與眼力過盛，無法維持均衡，而且不安、過敏、神經質等症狀也會隨之出現。總之就是自我體無法用正確方式壓抑星芒體產生的有機過程，使得星芒體活動處於優勢地位。簡而言之，就是會出現甲狀腺體腫大的相關症狀。

一旦知道是星芒體與自我體之間的不均衡造成了眼球腫脹，就可以用同樣的原則找到有效的療法。

可見，不論是在病理狀況還是治療法方面，都是可以很精確的施行這些方法的。只要能從靈性角度透澈了解人類，便能找出適合的治療方式。

⚛ 靈性元素與礦、植物的連結

在從病理轉到治療法之前，我想應該先講講與前面兩個例子有關的「人類組織如何消化、吸收不同物質」的原則。

只有當我們能感知到人類不但是身心靈的生命，有著肉體、生命體、星芒體與自我體這四個「體」，還感知到所有大自然物質與過程都存在很完整的靈性本質，你們才會真正認識到大自然與人類緊密依存的關係。當然，首先你們要能穿透進入這實在的靈性境界才能知道這些情形。

　　就像你們有能力區分自然界中的礦物與植物，你們也要能區分在礦、植物中，靈性物質與靈性生命如何表現他們的存在。

　　首先我們來看看礦物界。

　　我們有不少藥物是從礦物界中取得的，因此可以說靈性基礎用藥有不少是來自礦物。我們發現靈性元素與礦物的連結來自於礦物與人類自我體特別的關係。礦物，不論是口服、或是注射進入人體，彷彿會對整個人體組織產生作用，影響健康狀態。但實情是，這物質性的礦物並沒有對人體產生任何作用，它只是維持原狀。從靈性觀察來看，這物質性的礦物被身體吸收但並未轉化。而相對的，存在於這礦物物質中的靈性，卻對自我意識產生極為強烈的作用。

　　所以我們可以說，水晶的靈性影響著人類的自我

體。自我體若是含有矽靈，也就是矽酸鹽的靈性、水晶的靈性，就能控制人類，這是相當不平凡的事。

接著再來看植物界。植物不僅擁有實體，也擁有生命體。不論是打針注射、或口服攝取，植物一旦被攝取進入人體，便對星芒體產生作用。當然這些說明都是概要，通常都會有例外的情形，這也可以再深入研究。

動物身上其他產物，也會對人類生命體造成影響

而若是從動物界取得的藥物，不論如何炮製，這些成分的作用力便會影響人類的生命體。這特別有趣，因為這個以靈性為基礎的醫學，曾使用於某些疾病症狀，例如，用動物腦下垂體的分泌物，成功治療過軟骨病、或手足畸形的孩童。

　　動物身上其他產物也會對人類的生命體造成影響，

可以強化或弱化生命體，簡言之，這就是它們的主要功

能。

　　從人類身上取得後注射到另一人身上的物質，只會

影響人類的肉體，也就是只有從肉體作用到肉體。舉例

來說，從某人身上抽取血液後輸入另一個人體內時，血

液只會對肉體有作用。目前已經有從人類淋巴取疫苗改

為從小牛取疫苗的趨勢。但從人體採集的痘苗發揮的效

用只會作用於肉體，當我們改為從小牛身上採集疫苗

時，就提高了層次，轉而對生命體作用。

有了靈性觀察，才能理解健康、疾病與大自然的關聯

　　有了靈性觀察力，就有可能看到大自然是如何運作

於人類的。人類自我體是取用礦物界的「靈性生命」，

星芒體取用植物界的「靈性生命」，生命體取用動物界

的「靈性生命」，人類肉體取用人類肉體的物質。當人

類經由肉體取用人類物質時，就與靈性無關了；但即便

是會影響生命體的動物組織，因為切割處理的過程，而

脫離「靈性生命」，因此已經不再屬於「靈性」層次，

而是屬於「生命體」的層次了。

　　只有完整的看到以上所有的關聯性時，才會了解人

類的健康、疾病狀態是如何與大自然息息相關，也才會

感知到大自然的一切如何運作於人體組織。

如何從人智學觀點來面對癌症

　　現在你們會問，該以何種態度來面對癌症？我們看

到當某個器官中的生命體發出過度強烈的力量，也就是

想要發散往宇宙的離心力過度強烈時，星芒體與自我體無法對抗時，靈性知識在此處很有幫助。它可以從植物界採集的藥物強化星芒體，或是從動物界採集藥物來抑制生命體。

靈性的研究調查引領我們強化星芒體的力量以治療癌症。現在知道治療星芒體，就必須從植物界中覓得良藥。

有人批評我們外行，因為我們用寄生植物——槲寄生（在一般醫學上只用來治療癲癇）——以特別的炮製法來康復癌症。

如果你們觀察樹幹長出的大瘤結，將此腫大之處剖面，便會注意到瘤結的生長方向是水平的，但原本樹木的生長方向大體上是垂直的，但在瘤結的部分卻像是要擠出第二個樹幹，好像向外延伸，寄生在樹上了。仔細

研究會發現：樹木長出這些瘤結之處，就是樹木的生長受到壓抑的地方；因此可以說是此處沒有足夠的物質，趕不上生命體生長力的腳步，植物的實體或肉體落後了。縱使生命體用離心力試著把物質朝向宇宙拋射出去，但在此處它無能為力，此處通過的物質過少，或者說物質力太弱。結果就是，生命體會把力量流向具有強烈肉體力量的樹木下端。

我們來想像一下，如果以上情形沒發生在樹本身，而是此樹上長了槲寄生。槲寄生本身也擁有生命體，就替代了本來會發生在樹的生命體上的事情。

於是槲寄生與樹就有了一種很特別的關係。在地下扎根的樹木試著把取自大地的力量加諸在自己身上，而寄生在樹木上的槲寄生則吸取樹木提供的一切。換句話說，此樹就是槲寄生的大地。如果沒有槲寄生，樹木的

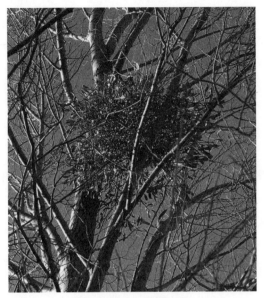

長在白楊樹上的槲寄生

生命體便會異常「肥大」造成瘤結。樹木中過剩的乙太

（生命體的氣質）便從樹木進入到槲寄生內部。

不僅僅是物質性使用藥物，而是在施用物質中含有靈性元素

這些槲寄生奪取自樹木的乙太，我們可以用正確方

法處理並注射到人體內，並以靈性方式觀察而得到如下

資訊：槲寄生這外來物質可以吸收癌症異常狂暴的乙太

力量，它會壓抑肉體物質，增強星芒體的作用，就能使

癌症的腫瘤瓦解崩壞。

　　所以我們實際上是藉著槲寄生，將樹木的乙太物質

帶入人體內。樹木的乙太物質經由槲寄生被帶入人體

後，成為人類星芒體的強化劑。

　　這就是在靈視力洞悉「植物的生命體」對「人類的

星芒體」如何發揮作用之後，可以運用、施行的治療方

法之一；當見到了植物中的靈性元素被寄生植物吸取

後，可以怎樣用來影響人類的星芒體。

　　由此可見，你們可以非常具體證實我所說的一切，

也就是說，我們並不是僅僅在物質性的使用藥物，而是

在施用物質中含有的「靈性、超物質」的元素。

　　前面說到發生凸眼性甲狀腺腫時，星芒體硬化，自我體無法控制這狀況。這種情形下，就必須強化自我體的力量。此時就必須考慮到通常人類與外界交流時，有些物質似乎並不重要。但也正是這些物質的靈性元素對人類的靈性本質產生很大的作用。例如氧化銅對於自我體似乎有著難以想像的巨大影響，真的可以強化自我體；所以對罹患此病而星芒體硬化的人施用氧化銅，效用就強化了自我體，因而能進一步控制硬化的星芒體，於是這兩體之間的關係漸趨均衡。

　　以上二例是為了讓大家看到大自然中所有的產物我們都可以進行研究。你們可能會問：「這些物質對人類肉體有什麼功用？對生命體有什麼作用？對星芒體與自我體又有何作用？」

　　為了回答這些問題，洞察大自然的深奧祕密就變得

非常重要。只要透澈了解大自然的深奧祕密，便能理解疾病與藥物的關係，例如我若知道磁鐵會對鐵粉產生何種影響，就會知道移動磁鐵將會發生什麼事。同樣的，如果我知道氧化銅的靈性特質，就能知道凸眼性甲狀腺腫的患者是在靈性上缺少了它。這樣就能讓醫學充滿靈性知識。

在古代，學習都是人類身、心、靈整體參與

回顧人類的進化史，也就是回顧人類靈性的進化史：它帶來了人類文明；人類文明又帶來了知識與科學。我們來看看非常久遠的過去，那個只能用「靈視力」來看的時代。在那個時代知識學習中心與當今的學校完全不同。當時的學習，是先訓練靈魂能看到外界一

切的真相，再來取得大自然與人類的知識。當時的知識中心常被稱為「密修中心」，並不只是學校，也是宗教中心，也是藝術中心，也是人類各種文化領域知識匯集的場所，但是現代人卻認為這些都是完全不同的領域。

這些中心組織的方式就是，教師並非教學生抽象概念，而是以影像、意象的方式傳達。這些影像、意象有其內在的特性，代表了世上萬物彼此之間活躍的關聯，所以這些意象可經由今日所謂的「儀式」產生效果。

這些意象，在繼續培養修為之後，就散發著「美」，宗教儀式也就變得有「藝術」氣息。之後，從這些來自世上萬物之祕的影像與意象的修為，若以觀念表達出來，就成為當時所謂的「科學」。如果喚起了人類意願中一項很根本的特質，此特質可以用「善良」作為表達的方式，那就是「宗教」。而如果這意象令學生

在喜悅陶醉中超越了感官，感動了情緒，提升了靈魂到美感的境界，那就是「藝術」。

這些藝術、宗教、科學的中心是不可分離的整體，完全不會只用人類的領悟力、感官或是物理實驗去了解任何事物，一切的學習都是人類的身質、心魂、靈性整體參與的境界。

以往這種方式才能穿透萬物的深奧本質，真正進入萬物自然呈現的真相與深度：一方面激起了真正的善，另一方面又呈現真正的本質。這一條追求人類本性的真、善、美之路就是啟蒙之路，就是前往「萬物源起」的知識之路。當一個人能在宗教儀式中覺知到自己確實活過那些萬物源起的日子，在這種美感的啟示之中，在這種所有觀念正確的源生之處，人就會有一種啟蒙知識，帶著對世上萬物的正確態度。因為他知道了一切源

起，能夠了解萬物真正的本質，於是能依著自己的理解、尊敬而使用這些知識。

所以人類會追尋這種啟蒙的科學，因為這讓他穿透了進入世界之祕，也就是一切的源起之祕。

但人類的進化，啟蒙科學注定退居幕後，因為人類必須將靈性精神力量內斂其中，才能有更強的自我意識。啟蒙科學就變成有點像「夢」，像「本能」了。但是，在那時，並不是為了追求人類的自由才變成這樣。因為追求自由的發展，乃是在人類偏離了源起的狀態，失去了啟蒙的眼力之後，就完全背離源起；只想著要如何更接近那最後的狀態——只用感官發現外在一切的那種狀態；希望能在感官之下，經過實驗，發現萬物最終極的一切。

這個時代所需的，是康復與世界觀間的密切關係

目前我們的確走到了許許多多「表面性的科學」──請容我這樣稱呼現代科學──已有相當成就的地步，這些「表面性的科學」與「藝術」、「宗教」維持著一種很外在、表淺的關係，我們必須再度追尋一種啟蒙科學。不過，此際的我們必須用那已經藉著精確科學而進化得到的意識來追尋。這個意識，以新的啟蒙知識而言，在程度上要做到與精確科學不相上下。

如此就建立了「世界觀」與「實踐」之間的橋樑。這「世界觀」是由內心體驗得知的世界真相的觀念，是能夠將人類靈魂連結上其本源的觀念。而「實踐」，就是在這些世界觀所包含的現實世界中演練所知的一切。

在古代的密修中，啟蒙知識與康復人類的一切，是

特別合而為一的。古時有一種真的康復藝術，確實存在，神祕的康復乃是一種藝術，在其中會升起感知康復的過程，同時也是犧牲的過程。

為了滿足人類靈魂的內心需求，必須再度發展出一種「康復」與「世界（哲學）觀」之間的密切關係。這就是時代所需的知識，也是可以在人智學運動中找到的知識。

本部設於瑞士多納赫的人智學運動，不隨意倡言任何主題，也不代表任何抽象的神祕主義。人智學運動是要腳踏實地的走入人生中每一個領域，致力於以完全的自我意識來效法古時候以本能在修證、追尋的一切。

雖然這只是一個開端，但我們絕對是在創造一個可能性，希望回到醫學與靈視力密切結合的境界。這種境

界對古代密修而言，是一種很自然的、不證自明的境

界。

Chapter 5

疾病與康復

1910.3.3 於德國柏林

這一系列的演講主題是與靈魂有關的深奧問題。今

天的演講也是要講類似層次的問題，就是疾病和康復的

本質。從靈性科學的角度來說，疾病和康復的本質與生

命中的某些事實息息相關，也許可以說是靈性的「因」

顯現在肉體上的「果」。之前的演講已經解釋過，例如

〈了解疾病與死亡〉[1]或是〈幻想症〉[2]、〈過度追求健

---

1 *Understanding Sickness and Death*，1906.12.13 於德國柏林演講。
2 *Illusory Illness*，1908.2.13 於德國柏林演講。

康〉[1]。今天我想深入探討疾病與康復的問題。

　　我們必須更深入探究人類生命的進化發展，釐清人類正常進化發展的過程與疾病、健康、死亡、康復之間的關係。我們看到這些事會影響人類正常的進化發展路徑，說不定它們可以對於人類進化發展有所貢獻。看清這些事情能讓我們前進？還是後退？唯有完全考量到人類組織架構的整體性，才能對這些事有清楚的概念。

　　我們常常講到，人類的組成共有四個體：首先是「肉體」（物質體），這是人類與大自然中的礦物界共通的部分，這些礦物質藉著物質與化學的力量而成形；第二體是「生命體」（或「乙太體」[2]），這是人類與有生命的一切共通的部分，也就是與大自然中的植物與動物共

1 *The Feverish Pursuit of Health*，1908.2.27 於德國柏林演講。
2 乙太（ether）是組成宇宙的基本生命性元素。

通的部分；然後就是第三個構成要素「星芒體」（感受體），星芒體負載著痛苦、喜悅與悲傷等情緒，還有觀念與思考。星芒體是人類只與動物共通的部分；然後是人類最高層次的體，負載著人類自我意識的「自我體」，這一體讓人類成為世間造物中最高層次的物種。這四個組成要素，就算很表面的觀察，也能看到這四個體之間的差異。人類的肉體可以從外在觀察，感官可以觀察得到肉體。人類透過腦這個器官的思考，就可以了解肉體。肉體是外在觀察可見的「體」。

我們從內在觀察到星芒體，從外在觀察到肉體

而星芒體對人類而言則完全不可見。只有真正有靈視力（天眼）的人，星芒體才是外顯的。就像以往常講

的，只有修鍊過意識的人，才能如觀察肉體般的觀察到星芒體，一般人是無法從外在看到星芒體的。肉眼可以觀察到的只是從星芒體中表現出來的本能、慾望、激情、思考與感情等；但人類可以從內在觀察到星芒體的各種表現。他可以觀察到自己的本能、慾望、激情、喜悅、悲傷、快樂與痛苦。因此我們可以說，在正常生命中，我們是從內在觀察到星芒體，從外在觀察到肉體。

生命體是星芒體與肉體的橋樑

人類的另外兩體，生命體與自我體，可以說是處於這兩個極端之間。肉體是純粹的從外在可見，星芒體則只能從內在察覺。而生命體是位於肉體與星芒體之間，生命體雖然無法從外在觀察，但卻會影響外在，生命體在正常人生中對肉體產生影響。生命體就是星芒體與肉

體之間的橋樑，也是內在與外在的橋樑。「星芒體發出來的力量或內在的體驗，必須先轉移到生命體，才能對這『物質的工具』也就是『肉體』產生作用」。生命體無法用肉眼看到，但是，我們肉眼所見的一切，都是星芒體的工具，而這都是因為生命體向外與肉體相連，對外表現的結果。

生命體是由外向內對星芒體作用。而「自我體」，則是由內向外行動。藉著自我體，以及自我體對星芒體的影響，人類才得到了對外界（物質環境，肉體出生之處）的知識。動物的存在體沒有個別的知識，因為動物沒有個別的自我體，動物能內在的體驗到所有星芒體的經驗，但是無法用快樂、辛酸、同感與反感去獲得對外界的知識。

生命體朝內對星芒體作用，自我體則把人引導至外在世界

我們所說的快樂與辛酸、喜悅與痛苦、同感與反感也都是動物在星芒體內的體驗，但是動物不會把快樂運用在讚嘆世界的美麗之上。動物只能讓這體驗停留在快樂的層次而已。對動物而言痛苦就是痛苦，但人類卻能讓痛苦引導自己，超越到發現世界的層次，因為自我體引導著人類與外界結合。所以我們看到生命體如何朝內對著星芒體作用，而自我體則把人類引導至外在的世界——我們周遭的物質界。

睡眠與清醒，就是一種交替狀態的生命

人類是過著一種交替狀態的生命，這交替狀態的生命在每天的生活中都能觀察到：早晨醒來後我們就觀察

到人類的靈魂中所有的星芒體潮湧進出的體驗──有喜

悅與辛酸、快樂與痛苦、感情、影像等等體驗；我們也

看到在夜晚時，在星芒體與自我體進入「無意識」狀

態，或者更正確的說法應該是「潛意識」狀態時，這些

體驗就黯然沉入了無定義的黑暗之中。從早晨到夜晚之

間，當我們觀察一個清醒的人，他外顯的一切影響乃是

在肉體、生命體、星芒體與自我體互相交織、互相連結

之下產生的。但到了夜晚進入睡眠後，有靈視力的人就

能看到肉體與生命體還留在床上。星芒體、自我體則離

開肉體及生命體，回到它們的家──「靈界」去了。我

們也可以用不同的方法來描述這情形，讓我們對今天的

主題更為了解。

　　只有表象的肉體，在睡眠時就留在物質界，並且將

生命體，這個外界與內在的中介者，也拉著一起留在物

質界；這就是為何睡眠中的人類失去了外界與內在的中介，因為身為中介者的生命體，進入了外界。因此也可以說，在睡眠中的人，肉體與生命體，只是外在的人類。雖說生命體原本扮演著把外在中介給內在的角色，我們仍然可以稱肉體與生命體為「外在人類」。相對而言，睡眠中人的星芒體，則可稱為「內在人類」。這個說法對於清醒的人而言也正確，因為在正常狀態下，星芒體的所有體驗都屬於內在。清醒時，自我體在外界所接受到的知識都會被當作學習對象而予以消化、被內在吸收。「外在」就被自我體轉化成為「內在」。這個分類法，將人類分為「外在人類」與「內在人類」。外在人類由肉體與生命體構成，內在人類則由自我體與星芒體所構成。

　　現在讓我們來觀察所謂正常人類生命與其進化發展

的真義。讓我們先問這個問題：「為何人類的星芒體與自我體每晚都要回到靈界？睡眠是否有某種意義？」我們過去已提及這個問題，不過對於今日的主題而言，有必要再提出。我們有必要了解人類正常的發展過程，才能辨認什麼是疾病與康復中的不正常狀態。人類為何每晚都要睡覺？

清醒與睡眠，就是內在人類與外在人類的互動

想要了解這一點，就要了解星芒體與自我體和「外在人類」的關係。星芒體負載著直覺、慾望與激情，還有想像、感知、想法、感受等產生的快樂與辛酸、喜悅與痛苦。但是既然星芒體是這些情緒的負載者，就算肉體與生命體此時並不同在，但是那內在的人類仍舊與星

芒體連結，為何人類在夜晚時並沒有情緒體驗？為何這些體驗在這時段會沉入一種無名的黑暗中？

原因就在於星芒體與自我體雖然負責了喜悅與痛苦、判斷、觀念等等，但是他們並無法直接去體驗；在人類生命中星芒體與自我體在正常狀況下，必須依賴肉體與生命體來覺知。我們的靈魂生命，並非由星芒體直接體驗。如果星芒體可以直接體驗，那麼在夜晚仍與星芒體連結一體的我們，應該也可以體驗到前述的這些感受。我們白天的靈魂生命，其實就像迴響或鏡中倒影，是由肉體與生命體「反映」了星芒體的體驗。從早晨睡醒到晚上就寢前的這段期間，靈魂能讓我們見到一切，其實都是在「肉體與生命體」這面鏡子中見到了自己的體驗。到了夜晚，我們離開了肉體與生命體，雖然還有星芒體中的各種體驗，但卻無法意識到這些體驗，因為

若要意識到這些體驗，就需要靠肉體與生命體來鏡映這些體驗。

因此在人類整體生命中，就是從早晨起床到夜晚就寢前的過程中，我們見到內在人類（自我體與星芒體）與外在人類（肉體與生命體）的互動，在此處發揮作用的力量正是來自星芒體與自我體。因為，無論如何，肉體與生命體都不會自行產生靈魂生命。反映鏡像的力量是來自星芒體與自我體，就像我們看到鏡中影像並非鏡子產生的像，而是由鏡子反映出來的；所以造成靈魂生命的力量藏在人類的內在本質：「星芒體與自我體」之中，這個力量會在外界與內在的互動中開啟。白天，這個力量會為了肉體與生命體向外「伸展」，但是到了夜晚，這個力量進入「疲勞」狀態，而這個力量到晚上時已耗盡。如果在晚上不進入與白天不同的世界，便無法維持

生命。在清醒的這段時間，我們是用了星芒體的力量，在靈魂中創造並感知靈魂生命。但我們也在這個時段中將這些力量消耗殆盡，並且無法從清醒的生活中補充。只能從我們每夜都回歸的「靈界」中補充這個力量，這就是睡眠的意義所在。若不能每夜回到靈界，從靈界補充白天消耗的力量，我們便無法生存。所以可以說「我們每晚回到靈界，補充早晨到夜晚之間消耗掉的力量」。這就說明了「我們在早晨回到生命體與肉體之中時，究竟帶回了什麼？」的問題。

然而「在夜間，從物質界進入靈界時，我們難道什麼都沒帶去嗎？」這是第二個問題，其重要性並不亞於第一個問題。

若要回答這個問題，必須先提出幾個出現在正常人生中的事情。在正常人生中，我們都有過「體驗」，這

些體驗在我們從出生到死亡的人生中，相當重要。我曾提過的學寫字的例子，可以說明這情形。

睡眠，讓學習成為一種自然能力

當我們為了表達思考而拿起筆來寫，這就是在練習寫的藝術。我們可以寫，但是需要什麼條件呢？就是在出生到死亡間必須經歷一段寫字的體驗。想想從小所經歷過的，從連筆都拿不好到把筆放在紙上的情形，你們也許會想：「天哪！還好我們不用每次寫字都要回想這個學習的過程。」如果每次寫字都要回想這些挫折的過程，或是因此受責罰才學會寫字的過程，那就真的太辛苦了。學會寫字究竟是如何發生的？我們在出生到死亡間的人生，都會有某些成長，會經歷一些體驗，這些體驗需要歷經長時間的琢磨改善，成為一種精華，這個精

華就是我們會寫字的「能力」，而那些被經歷的學習過程就沉潛、遺忘到黑暗中。那些過程沒有必要記住，因為靈魂會從中培養出更高的層次：我們的記憶會融合在一起，形成一種精華，被稱為「能力」，這就是從出生到死亡的過程中我們的進步。體驗首先會轉變，化成靈魂的能力，這個能力可以藉著肉體表現出來。從出生到死亡過程中的所有體驗都會如此轉化成能力或智慧。

　　如果我們來看 1770 到 1815 年之間，就可以看到這種轉化的發生。那個時代發生了世界史上的重大事件[1]，歷經當時的眾人，他們有什麼反應？有些人未能察覺正在經歷歷史性的轉變，忽略這些事件，缺乏轉化為知識或世間的智慧。有些人則將這些經歷轉化為智慧，這些人就萃取到了其中的精華。

————————

1 這裡指的是第一次工業革命初期。

　　體驗究竟如何轉化成靈魂中的能力與智慧呢？每晚

將體驗帶到睡眠狀態中便可形成能力。體驗是被直接帶

入每夜的睡眠，帶入夜晚那靈魂或內在人類留守的空間

中轉化的，在其中，經歷了一段時期的體驗就會被轉化

成為精華。對人生有所觀察的人都知道，若想要將某種

一連串的體驗形成一種新的技巧，就需要長時間將這種

體驗帶進睡眠中轉化。例如，若想要將一件事學到像是

自然的能力，最好的方法就是學習後，帶著它睡去，然

後又再學，再帶著它睡去。長期的體驗就會以能力、智

慧或技巧的方式呈現，但如果一個人無法將體驗沉浸到

睡眠中，令體驗得以轉化，那就無法培養這種能力。

　　這情形就表示雖在高層也需要低層。今年生長的植

物若不能回歸到黑暗的地下，留待次年再發芽的話，便

無法成長為植物，在此可見：進化發展是在一個重複的

過程中持續。在人類靈性的照亮之處就是真正的「進化發展」。體驗會沉入夜晚的無意識重複迴圈中，然後又被拉上來，雖然最初只是一種重複的過程，但最後都能被轉化，以人類的「智慧」、「能力」與「生命經驗」的面貌浮現。

✑ 古代詩人運用影像，揭示許多偉大深奧的事情

在以往還能深入觀察靈界的時代中，人們是比今日更為了解生命的。這就是為何一些古文化的主要創造人物會用影像（例如：故事中人物的形象）來講許多事情，我們可以從中看到這些影像指出了人類生命中很重要的基本特質。我們若要避免每日白天的體驗在靈魂中點燃了火花，或被轉換成了某種能力，究竟該怎麼做？例

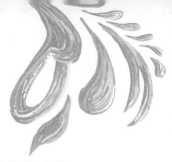

如，與他人維持長期關係會發生什麼事？這些與他人維持長期關係的體驗會沉入夜晚的意識中，之後會從夜晚的意識中浮現成為對那個人的愛意，這情形，如果是健康的，就會是那一連串體驗的精華。因為體驗的總和會被化為一體，而成為對那人的愛意，就好像把線編織成為一塊布料。如果有人想要避免這些一連串體驗轉變成為愛意，必須怎麼做？這個人必須刻意去做一些事，避免夜裡的自然過程發生，防止體驗轉變成為「愛意」的精華。他必須在晚上將白天時編織好的體驗解開。如果可以做到這件事，他與他人之間的關係體驗，本來會在靈魂中轉為愛意，對他卻完全沒有影響。

荷馬是用潘妮洛普與求婚者的故事，用人物的形象來暗示人類靈魂深層的運作。一大群求婚者來向潘妮洛普提親，她向大家承諾，只要布匹編織完成，便會與其

中一人結婚，但每晚她總是把白天編織好的布料一一拆散[1]。當藝術家也有靈視時，就會揭示偉大深奧的事情。今日對這些事，只剩下一點點感受，對有靈視力的詩人的史詩，被解讀為隨意的幻想。這對古詩人與真相並無妨礙，但對我們這時代的人來說，便無法領略人類生命的深奧之處。

器官沒有依適當方式成形，就無法發揮靈魂能力

所以，在夜晚被帶入靈魂的事件會再度浮現，會被靈魂提升為更高層次的能力。在此，我們要提出一個問題：「人類進化會在何處達到極限？」如果觀察人類在早晨醒來，總是會回到與昨日相同的肉體與生命體，有

1 出處：古希臘的吟遊詩人荷馬的史詩《奧德賽》（odyssey）。

著相同的能力與才華，以及出生時就擁有的內在架構，就會看到這極限了。人類無法改變肉體與生命體的內在架構與外形。如果我們能夠把肉體，或至少是生命體，帶到睡眠狀態，就能夠改變它們。但是到了早上，我們發現這些形體與昨夜比較並未改變。由此可知，人類從生到死這一生，進化發展所能達成的有限。出生到死亡之間的進化，只限於在「靈魂體驗」的層次，無法延伸到「肉體體驗」的層次。

因此就算有很多機會可以體驗音樂，深化其音樂鑑賞力，喚醒他靈魂中深奧的音樂生命，但因為未能擁有對音樂敏銳的耳朵，也就是肉體、生命體所形成的耳朵不允許他建立外在與內在的和諧狀態，此人便無法發展音樂方面的才能。如果要成為完美的整體，他的每個體就必須統一成為整體，處於和諧的狀態中。這就是為何

如果沒有對音樂敏銳的耳朵，即使他有機會體驗音樂，這些體驗也只能留在靈魂中，無法提升成為高層次的音樂鑑賞力，原因是每天早晨內在器官的外形與結構都會讓能力無法提升。這些事情並非只決定於生命體和肉體的粗糙結構，而是兩者內在微妙的關係。以目前進化階段的正常人生而言，人類靈魂的每一項功能都必須透過一個器官才能發揮。如果器官沒有依適當的方式成形，靈魂能力就無法發揮。這些事在生理學或解剖學上是無法展示出來的，（在出生前）器官內部的微妙雕塑成形，就正是器官在出生後死亡前無法被轉化的原因。

靈魂靈性元素，只能源自於靈魂靈性元素

那麼人類是否完全沒辦法把星芒體與自我體中領受的事件與體驗，灌注於肉體與生命體之中呢？我們觀察

人類就會發現，人類是可以塑造肉體到某種程度的，一個人若十年來都處於深度思考，不難發現他的行為舉止、面相都會有所改變；但這是發生在很有限的範圍內。是否就只能這樣呢？

十七世紀以前，人們相信低等動物、昆蟲等生物可能都是起源於河川的泥巴中，而且相信蚯蚓或昆蟲等只需要單純的物質就可以轉變出來。當時不僅民眾如此相信，就連學者也這麼認為。回溯以前的時代，會發現當時甚至一切都系統化了，例如會有操作指南說明如何在環境中創造生物。所以在七世紀時有一本書，提到如何敲打、軟化馬的屍體就能生出蜜蜂。類似的狀況還有閹牛可生出大黃蜂、驢子可生出胡蜂。到了十七世紀，偉大的科學家弗朗切斯科・雷迪（Francesco Redi），首先發表這理論：「有生命的生物只能從生命體中源起。」這

理論至今日被認為是理所當然，沒人能了解以往會有人相信其他的說法。但在當時，雷迪被認為是恐怖的異端邪說，下場只比吉達諾・布魯諾（Giordano Bruno，因提倡宇宙無限論而遭教廷處死）稍微好一點。

這類的真理總是像這樣，這些首先宣告真理者會被貼標籤為邪教徒而受到審判，在以往可能就會被處以火刑。現代雖然已不會再遭受火刑的待遇，但身居要職的科學家大多將宣揚高層次真理的人視為傻瓜、夢想家。有些人以不同方式闡述雷迪在十七世紀時提出的主張，就被學者視為傻瓜或夢想家。對於無生物可以生出生物的論述，雷迪認為是不確實的觀察，應該要回溯到類似的生物胚胎，從環境中吸取物質與力量而誕生。類似的情形就是現今的靈性科學一定要指出的，以靈魂和靈性的本質進入物質的生物，必定是源起於靈魂與靈性，並

不是一些遺傳特性的組合，就像蚯蚓的胚胎是吸收周遭物質來生長，同樣的，靈魂與靈性也會吸取周遭物質來成長。如果追溯人類靈魂與靈性本質，便會找到更早期靈魂與靈性的元素，那是出生前就存在的，與遺傳毫不相干，靈魂靈性元素只能源自於靈魂靈性元素。這個原則指引著我們回到前述的「生命重複在地球上投生」的原則。若深入研究靈性科學，便能證明重複投生的原則。我們自出生到死亡之間的人生可以追溯前世在地球上所經歷的生命，靈魂靈性元素來自靈魂與靈性，今生現在所體驗的「果」乃是來自前世靈魂靈性存在的「因」。當我們穿越死亡之門時，就將此生中所吸收的「因」轉化後得到的「能力」一起帶走了，這些就是當我們經由出生進入了未來的存在時，一起帶回來的東西。

死亡捨去了肉體與生命體，只留下生命體的精華

從死亡後到重生的這段時間，與我們在夜晚藉著睡眠進入靈界，到了早晨醒來的情形並不相同。當我們早晨醒來時我們發現肉體、生命體與昨晚時是相同的。從出生後到死亡前這段人生中的體驗無法轉化它們，我們發現對已經成形的生命體與肉體的改變是有限度的。但當通過死亡之門進入靈界時，我們就會捨去肉體與生命體，只留下生命體的精華。在靈界，我們已經無須考慮肉體與生命體。從死後到重生的整個階段中，人類可以只使用靈性的力量，因為是純粹的在處理（非實體的）靈性的物質。他會從靈界中取得創造新肉體與新生命體的「原型」[1]時所需的靈性物質。直到重生之前他都可以塑

1 就是模型，是能量上的模型或設計圖。

造這些原型，將原本在地球上前世中肉體與生命體無法使用的體驗全部織入原型中，等到這純粹的靈性原型形象完成時，人類便能夠將織入原型中的形象塑造進入肉體與生命體中。所以這個原型就是在人類經歷這特別的睡眠（死亡時期）中活躍的東西。

　　如果人類可以每天在早晨醒來都像這樣帶著肉體與生命體，那麼就可以從靈界塑造它們的外形，不過還得要能轉化它們才行。所以誕生的意義也是從睡眠狀態中醒來，只是這睡眠涵蓋了在誕生前的肉體與生命體的塑造過程。誕生時，就是星芒體與自我體下降到物質界，進入新的肉體與生命體，接收前世無法塑造進入所有的「體」的東西。現在，在這新的一生中，可以在新的肉體與生命體中，實踐前世中因為受制肉體與生命體無法表達的一切，因而提升到更高層次的發展。

如果無法破壞肉體與生命體，如果肉體不經歷死亡而重生，便無法整合之前的體驗融入發展之中。不論我們對死亡如何感到驚懼、痛苦和悲哀，從客觀的觀點來觀察世界，就教會我們一項事實：「我們需要死亡，因為只有死亡才有機會破壞身體，讓我們能在下一生重建新的肉體，才能把在地球上生存所獲得的成果帶入人生，帶入生命之中。」

生命運作需要經歷不和諧的過程，才能進入均衡與和諧

所以正常的人類生命中有著兩種活躍的狀態，內在與外在。這兩個並行的流動，就是「星芒體與自我體」相對於「肉體與生命體」。在出生到死亡之間，人類能對肉體與生命體做些什麼事？不是只有星芒體被靈魂的

生命耗盡，肉體器官與生命體也被耗盡。我們現在可以

觀察如下：當星芒體在夜晚進入靈界的同時，也在復原

肉體與生命體，使其回到正常狀態。肉體與生命體在白

天受到破壞的，唯有在睡眠中得到恢復。因此靈界確實

有對肉體與生命體運作，只是這個運作有其限度。肉體

與生命體的能力與結構，在出生時就已經決定，因此只

能做微幅的改變。宇宙進化中有著以上所說的兩種流

動，不是空泛的談談就可以使它們和諧。如果有人只想

在抽象的省思中將這兩者合一，隨意發展出一種哲學，

說「就是這樣的，人類需要和諧，因此這兩種流動必定

是和諧的」這就犯了大錯。生命並不是在抽象的方式下

運作的。抽象的願景只能在長期的進化之後達成。生命

的運作方式是要經歷各種不和諧之後，才會進入均衡與

和諧狀態。這就是人類的生命互動，不是單靠省思就可

以變成和諧的。在必須經歷不和諧才能達到生命均衡的情形下，想像它自動變成和諧，只不過是抽象又枯燥乏味的思考罷了。這是人類發展進化的命運，和諧是我們既定的目標，但只靠想像著「和諧」，並無法到達那個目標。

你們現在應該理解為何靈性科學認為「生命表現了不同的觀點」，而決定的因素可以從內在或外在來看。想要綜合兩者以抽象解讀的人，忽視了萬事有許多判斷與許多觀點，不會只有單一的理想狀態或單一的判斷。唯有綜觀這些觀點，才能發現真相。這讓我們做出假設，內在的生命觀也許與外在生命觀有所不同。

❧ 疾病，是由於星芒體與自我體活動所造成

外在的事物並無絕對的真理，必須從各種觀點來

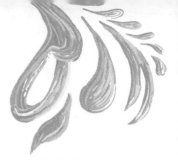

看，對照各個小真理，才能找出大真理。這就是為何在人生的某一階段中，肉體與生命體所構成的外在人類，以及星芒體與自我體所構成的內在人類並不需要處於和諧狀態。如果兩者全然和諧，情況就會像是當人類在夜晚進入靈界，會帶著白天的事件，轉化成為能力與智慧。每天早晨從靈界帶到物質界的力量，就會只用於靈魂的生命。那麼前面所說的侵害肉體界線、對肉體的耗損就不會發生，也就不會有人類的進化發展了。想要有所發展，人類必須學會自己意識到這些界線，必須學會如何判斷，也要讓自己有最大的自由來侵犯這些界線。

人類就這樣不斷進犯這些界線！在現實生活中，這些侵害不斷發生。例如，星芒體與自我體在影響肉體時，不遵守這個界線，就使得星芒體與自我體侵害了肉體的法則。我們看到的侵害，就是肉體變得不規律、肉

體組織遭受破壞，造成了疾病，是「靈體」──星芒體與自我體──的活動造成了疾病。也有其他方法可以侵害這些界線，例如，身為內在生命的人類，不去了解外在的世界，拒絕融入與了解外界，以下有個很戲劇化的例子可以說明。

☙ 人類必須消化對外在世界的體驗，才能領悟肉體與世界間的關係

1902 年，中美洲的培雷火山爆發，之後從瓦礫堆中找到許多值得關注的文獻，其中一文獻中記載著：「毋須恐慌，所有的危險都已過去，培雷火山不會再度爆發，自然法則已經明白告訴我們這個道理了。」

廢墟之中竟然埋藏著如此記載的文獻，當然，寫出這個文獻的學者也埋在瓦礫堆之下了，這是一個悲劇，

但這很清楚的顯示了人類與物質界的不和諧。如果有充足的訓練，以調查這些自然法則學者的領悟力，應該足以找出真理，這一點毫無疑問。他們並不欠缺領悟力，領悟力雖必要，但只有領悟力還不夠。例如，動物們會立刻離開有危險的地區，這是眾所周知的事實，只有家畜留下來與人類一起滅亡。所謂的動物本能在預知災害方面是比人類有智慧得多。「領悟力」並非決定性因素，許多愚行者都不缺領悟力，所以不是缺乏領悟力，缺乏的是對事件足夠成熟的體驗。在決定看似合理的事情時，缺乏體驗的領悟力，便會造成與外在實際體驗的不和諧，而陷入崩潰瓦解。肉體與世界之間存在著一種關係，人類會用現在已經擁有的能力漸漸認識明白那層關係。但是，人類必須先消化他對外在世界的體驗。用現在已有的領悟力，就可以將這些體驗發展為和諧狀

態。目前，領悟力發展到了一定的層次，欠缺的只是經驗與體驗的成熟。倘若內在體驗無法與外在事物同樣成熟，人類與外界便會產生不和諧，在危機事件中就會崩潰受害。

我們看到的是一個極端的例子，學者的肉體與內在的靈性進化並不和諧。這種不和諧並非只顯現在發生重大事件時，當肉體與生命體受到外在損傷時，這種不和諧在原則上、本質上是必定存在的。外在人類受到外在損傷，內在力量無法對抗、排除這些外在損傷時，會以肉眼可以觀察到的損傷方式顯示，也會以內在疾病的方式顯示。其實，在實相上，內在疾病也是外在的。胃不舒服在本質上與被磚頭敲到頭並沒什麼不同，都是衝突升起的時候，是我們允許了內在與外在的衝突，是當兩者無法配合就會發生的事。

疾病是由於內外不和諧、侵害分界線產生

基本上，所有的疾病都是這種內外不和諧、侵害到分界線的情形。這種不斷侵害的情形，會在遙遠的將來達到和諧狀態。如果只是想要將和諧強加於生命中，那就只是抽象的想像而已。人類欲進化發展，要先明白在現階段還無法達到內外和諧，這對自我體與星芒體而言都是實情。人類可以「有意識的」覺知在睡醒到入睡前所有自我體運作的事件；但是星芒體的運作會侵害、超越界線，強化人類內外不和諧的程度，這是正常人類「不會意識到」的情形。然而無論如何，這些情形是存在的，這些事都揭露了疾病深層的內在本質。

疾病會有哪兩種可能的結果呢？不是「康復」，就是「死亡」。在正常生命發展中，康復是一種結果，而死亡是另一種結果。

每一次的康復，都強化了內在人類

人類進化中，「康復」究竟有何意義？首先必須弄清楚「『疾病』對於人類整個進化過程有什麼意義」。

疾病代表了內在人類與外在人類之間的不和諧，罹患疾病就是「內在人類」退出了「外在人類」。舉個簡單的例子，比如：當手指被切掉時。

我們可以切掉肉體，卻無法切掉星芒體。星芒體會不斷的灌注入身體之中，結果就發生以下情形：手指切掉後，星芒體會找不到原本應該灌注的部分。星芒體想要滲透到手指頭的細部，卻感受到與手指的肉體部分失聯了。這情形就是許多疾病的本質，就是內在感覺到與外在失聯了，無法穿透外在人類因為受傷而造成的分離。此時可以透過外在作用重獲健康，或者強化內在到能夠讓外在康復的程度，這些做法都是可行的。康復

後，內在與外在間的連結會大致恢復原狀，內在便可以再度活在康復的外在之中。

這過程是可以拿來與睡醒時比較的：內在退出或脫離之後，我們就回到只有外界體驗的狀態。康復就是讓人類可以帶回那些本來無法帶回的東西。康復的過程會被內在消化吸收，進而形成整體的一部分。回歸健康，讓我們可以帶著滿足去回顧，因為它類似睡眠，讓內在人類進步。康復給了我們一些東西，讓我們進步。雖然不是馬上看得出來，但我們還是在這些靈魂體驗中提升了，內在人類在回到健康的過程裡也增強了。在睡眠時我們將康復過程中獲得的經驗帶入靈界，於是增強了我們的力量。

康復與睡眠間這些不可思議的關係，只要有時間就可以完整講解。但無論如何都可以看得出，「康復」是

如何等同於我們每晚帶進靈界的體驗，在出生到死亡間

的進化過程中，幫助著我們進步。在日常生活中，我們

從外在體驗中導引至內在的那些經驗，會在出生到死亡

之間的靈魂生命中，以較高層次進化發展（較好的修為）

的方式表現出來；但是每一個被消化吸收的康復則不一

定都會再度浮現，我們也可能帶著它穿越死亡之門，在

來世中利益我們。不過靈性科學讓我們看到：「我們應

該要感謝每一次的康復，因為每一次康復都代表強化了

的內在人類。只有當內在消化、吸收了力量，才能夠強

化。」

受損的身體不再接受我們，豐富了死亡與 重生之間的生命

　　另一個問題就是：「對人類而言，致死的疾病，有

何意義？」

　死亡可以說是康復的反面，內在與外在間被擾亂的均衡狀態無法復原，亦即生病的這個人，在今生無法正確的超越內在與外在界線。如同早晨醒來時，我們要接受那未改變的健康身體；病死時，我們也只好接受我們無法改變的損壞身體。健康的身體維持原狀在早晨迎接我們，當受損的身體無法再像健康的身體那樣迎接我們，就是死亡。因為已經無法重建和諧，我們只好捨棄這個身體，於是我們便在沒有外在肉體的情形之下，把所有的體驗帶入靈界。被破壞的身體不再接受我們，這項體驗也會變成一項收穫，它會豐富死亡與重生之間的生命。所以我們對於致死的疾病也應心存感激。因為致死的疾病給我們機會，增強死亡與重生之間的人生，並匯集僅能於這段人生才得以發展成熟的力量與經驗。

靈性科學，必須能夠認出從生命不同角度所見的真理

所以存在著可以致死的疾病，也存在著可以康復的疾病。這給了我們兩種觀點：「要感謝能康復的疾病，因為這些疾病強化了我們的內在；也要感謝致死的疾病，因為死亡具有極為重要的意義，它讓我們進入更高層次的死亡與肉身重生之間的生命。我們還會從死亡中學到必須為未來架構不同的身體，避免重蹈損壞我們身體上無法修復的傷害。康復的過程讓我們內在生命進步，死亡則影響著外在世界的進化。」

因此我們必須學會接受這兩種不同的觀點。而且任何人都不應該這樣解讀靈性科學的觀點：「既然需對病死心存感謝，而且生病過程會讓我們在來世提升到更高層次，所以生病時就該讓自己病死，不要企圖康復。」

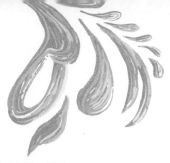

如此說的人，就不了解靈性科學的精神。靈性科學不是抽象的言論，而是經由各種不同的觀點來達到的真理。我們有責任用各種方式來康復，「竭盡所能康復」的任務已經埋藏在人類意識中；而「對死亡要心存感謝」這個觀點，正常情形下並不存在於普通人類的意識之中，而是要在超升之後才會得知的。所以可以這樣說，從「諸神的觀點」而言，可以讓疾病以死亡的方式結束，但從「人類的觀點」而言，則是要用盡所有的手段積極康復。致死的疾病與康復的疾病無法用相同層次的角度評斷其價值。這兩種觀點在最初並無法和諧相容，必須平行進行。抽象的和諧論調並沒有任何助益，靈性科學必須進步到能夠認出從生命的不同角度所見到的真理。

ꙮ 生命本身就是朝著和諧的方向進化

於是那句話「康復是好事，康復是一種義務責任。」是正確的。但是另一句話「因疾病而死亡也是好事，對人類整體的進化而言，死亡是有益的。」也是正確的說法。這兩句話雖然互相衝突，卻都有著活生生的真理，有著活生生的生命知識就能認識這兩句話。這兩股洪流流入生命，會在未來讓人進步到和諧。由此可見，對人生若堅持刻板傳統的看法，可能會出現錯誤。所以，對待人生，眼界必須要寬。要明白一般所謂的「矛盾」，若講的是有關深度體驗、知識的事情，其實是為了要增廣我們的見聞，帶領我們逐漸進入活生生的生命知識。因為生命本身，就是朝向和諧方向進化的。

正常生命就是這樣進行的，從體驗中形成能力，而出生到死亡之間無法被內在消化的部分，就會被留到死

亡與新生之間來利用。康復與病死則交纏在正常人生的過程中，每一次康復都使人類提升到更高層次，每一次病死也會使人類進化到更高層次。前者強化了內在人類，後者強化了外在人類。所以世界的進步不是只有一個方向，而是進步於兩種相對的洪流之中。就是在疾病與康復中看出了人類生命的複雜性。如果疾病與康復不存在，人類就會被困在「就只是『存在』而已」的境界，永遠也無法超越。創建新生時肉體的力量，就是在死亡與新生之間由靈界直接給予、賦予。在這種情形下，人類便無法揭露自己努力進化的成果。因為人類會犯錯，人生中就會受到多方面的限制；只有在錯誤中學到的知識，才能到達掌握真理的境界。要讓真理成為靈魂整體的一部分，影響到進化過程，就必須將真理從懷著「錯誤」的靈魂之胎中萃取出來的決心。如果人類沒

有用「犯錯」與「缺陷」，侵犯界限而干擾生命，也許人類可以完全保持健康。但是與「內心認知到的真理」相同根源的健康不一樣，藉由一再投生而學到的健康，是只能從錯誤與疾病中才能得到的。人類一方面在康復中改正錯誤，另一方面在死亡到新生之間去面對在生時無法克服的錯誤，因此學到如何在來世改善那些錯誤，從而獲得健康。

我們現在可以回顧前面那戲劇化的例子，那些做了錯誤判斷的學者，將來不但會更加小心，還會更成熟的體驗，而逐漸創造出生命的和諧。

透過生病進化到健康，在康復與死亡中超越自己

於是我們看到康復與疾病如何影響著人類生命，沒

有它們人類便不可能達到進化的目標。我們也可看到：

如果我們想要認識到真理，這些看似異常的介入，在進

化過程中，就像錯誤一樣，是人類存在本質的一部分。

歌德曾經說過：「奮鬥的人啊！難免犯錯。」這些話我

們也可用來說明疾病與康復。歌德似乎想要表達「人類

總是在犯錯」，但是這句話也可以反過來說：「雖然人

類不斷犯錯，但是讓他努力奮鬥吧！」錯誤會產生新的

奮鬥動力。因此「奮鬥的人難免犯錯」這句話不會令我

們絕望。因為每一個錯誤都會帶來新的奮鬥，人類會持

續奮鬥直到他克服了所有的錯誤。甚至可以說「犯錯令

人類超越自我，找到真理」，也可以說成「人也許會生

病，但他必定會在其中得到進步」。人類透過生病進化

到健康狀態，因此疾病在康復中超越自己，甚至在死亡

中超越自己，從中創造出健康狀態。人類對這情形並不

陌生，這情形呼應著人類的成長，呼應著人類的本質。

　　會以這些情境來顯現的每一件事，其實都顯示著這世界存在的智慧，在進化的每一階段中，都給了人類機會去成長、去超越自己。在這一層意義上，我想用波蘭宗教詩人安傑勒斯・西勒修斯（Angelus Silesius）的話來作為本章的結語，這些話本來講的是內在的進修，現在我們可以擴大到整個疾病與康復的領域，我們真的可以說：

　　若在人力無法勝天的情形之下，你都能超升自己，

　　那在你的靈性之中，超升的精神將會主宰一切。

Chapter 6

疾病與因果

接下來要講的內容也許會招致誤解，因為我們要從因果業力的觀點來討論疾病與健康。在當今這個時代思潮相當反對業力觀點的情形下，一提到這個主題，就難免招來對靈性科學根本的誤解。許多團體都會激烈爭辯健康與疾病的問題；不論是一般大眾或醫生，都會在爭論中表明立場，各派系難免互相攻擊而產生激烈的辯論；各派系內部也自有爭論。人智學或靈性科學若要在艱難中主持公道，就必須秉持客觀的立場；這領域已經

被多方討論抹黑了。常聽我演講的人就會知道，我無意參與想要敗壞「學術醫學」名聲的說法，靈性科學不會去贊同特定團體的意見。

在初步的觀察下，我們可以說，近年來對於疾病與健康的研究成果，如同許多科學方面的發現，可說是非常值得認同與仰慕。在醫學領域的成就上，靈性科學可說是非常樂見這幾年的醫學成就。另一方面，我們也必須遺憾的指出，自然科學的許多發現與知識成就，今日科學尚無法提出令人滿意的實證。許多科學研究發現的理念與事實都有出色的成果，但相關的意見、理論並未同步成長，這是現代自然科學的特徵。而靈性科學所發出的光芒，正可以清楚照亮自然科學成就的意義。

在初步觀察之後，我們不在乎現代在科學醫學的領域能做些什麼的瑣碎爭議。不過我們也許可以說，自然

科學所發現值得仰慕的事實，卻因為受到今日流行的唯物主義妨礙，反而無法為人類帶來利益。因此，人智學最好只是提出應有的見解，不要加入戰局，就不會加劇那些激烈的情緒。

若要對任何問題提出觀點，首要之際便是竭盡所能弄清楚問題的起因，有近因，也有遠因。當人智學在健康議題探討因果時，必須考慮表面下的遠因。讓我用以下的比喻來說明，你們很快就會了解。

客觀的人智學，也要將物質因素考慮在內

假設有人認為現代醫學如此偉大先進，就對數世紀以來有關健康與疾病的意見，抱持著輕蔑的態度。當我們檢視有關疾病與健康的問題時，一般都會出現這樣的話語：「這二、三十年來，醫學的成就乃是絕對的真

理，縱使還有不足的地方，但早期絕不可能發現這樣的真理。」例如，常常有人會說：「我們發現早期的醫學裡有離譜的迷信。」然後就會舉出一些嚇人的案例，最糟的部分就是講到某些現在無法理解的名詞。所以有人說：「有段時期認為疾病都是由神或惡魔所引起的。」這其實並不糟糕，因為這些人並不知道「神」與「惡魔」代表什麼？舉個例子就可以清楚的說明。

假設有兩個人在對話，其中一人說：「我剛看到一個房間裡都是蒼蠅。」另一人也說：「我同意這樣的看法，因為那個房間很髒。」自然便接受蒼蠅存在的理由，而且認為「只要大掃除，就沒有蒼蠅了」也很合理，但卻有第三人提出了完全不同的看法：「真正的原因是那個房間長期以來住著一個懶惰的主婦。」

但從現代科學的角度來說，「生性懶惰的主婦會引

來蒼蠅」就是迷信，「髒亂導致蒼蠅」的說法才正確。

這個說法與「某人因為細菌感染而生病，只要趕走細菌就可痊癒」的理論沒有什麼兩樣。也有人會講到深層的靈性原因，但都認同：「治癒疾病必須趕走細菌。」所以，談論疾病在靈性層面的原因並認同其他原因，並不會比前例所說的「懶婦招來蒼蠅」更迷信。因此若有人說：「只要大掃除，就不會有蒼蠅。」這時也無須生氣。彼此雖有不同觀點但不需要敵對，而是雙方都應該學習聽懂對方所說的。在聽到說明的原因時，我們要小心的思考，這是講近因還是講遠因。客觀的人智學者不會認為「懶婦招來蒼蠅」是唯一的見解，他會知道物質性的因素也在考慮範圍之內。不過，所有以物質表現出來的狀況都有其靈性背景。為了人類福祉，我們必須探討這些靈性背景。但喜好爭論的人應該理解，我

們不見得能用一般了解物質性的方式來了解靈性，也不能用爭論物質性的方法來爭論靈性，更不能認為處理了靈性原因就不需要再處理物質性原因。如果是這樣，就會讓房間繼續髒亂下去，只想從「治好主婦的懶惰」下手。所以真正需要的就是雙方互相了解對方的觀點，而不是互相爭論。

從因果觀點來探究健康與疾病

如果要探討業力果報，就一定要講到生命在前世的事件如何顯現在今世的關聯性。想要從因果的觀點來看健康與疾病，就必須問：「我們可以從一個人健康與否，找出與他前世所作所為的關聯嗎？現在的健康與疾病又會對他將來有何影響？」

現代人大多寧願相信疾病只與直接原因有關。因為

現代生命觀傾向找到最方便的方法。不超出直接原因的範圍，當然是最方便的事，因此，考慮疾病起因時，只會考慮直接原因；就連患者也是這樣想。病人都被這種觀點影響，一旦抱著此種信念，生病就一定有直接原因；醫師也一定要找到這原因，如果找不到就是笨醫生，因而造成諸多不滿。當今有許多對於醫學的看法都來自這種方便法門的判斷。知道觀察「因果如何廣泛影響」的人，就會將眼光放遠，不只看目前的情況，而會看久遠以前發生的事情。他終究會明白，唯有追溯久遠以前發生過的事情，才有可能完全了解這個人生命中的某種狀況。這個觀點尤其適用於疾病方面。每當講到一個人的健康狀況，就會提到一個問題：「我們對疾病的本質，應該有何種看法？」

藉著靈性感知器官的幫助，在調查疾病時就會注意

到不是只有肉體異常，而是高等體──生命體、星芒體──也出現異常的現象。靈性調查者在研究疾病時，必須去思考：「疾病與肉體的相關之處？與生命體及星芒體相關之處？」肉體、生命體、星芒體這三個構成要素可能都與疾病有關。

再來，就會提出：「疾病的過程究竟是如何？」這樣的問題了。要能很容易的回答這個問題，就要先思考「疾病」限定的範圍。如果碰到善用比喻的人，就會說：「鐵銹就是『鐵』生病了。」把鐵銹隱喻為礦物和金屬的疾病。我們要搞清楚，在現實中若用如此抽象的概念來理解人生，只會達到想像的境界，無法得到實用的知識，更無法穿透真正的事實。如果要真正了解疾病、健康的概念就要避免礦物、金屬也會生病的說法。

植物的疾病都來自外在原因，而沒有內在病因

　　但植物界的情形又不一樣了，我們當然可以探討植物的疾病。因為在理解「疾病」的概念時，植物的疾病是非常有趣而重要的。但是，如果不是幻想，就不能說植物會像人或動物有內在的疾病，植物的疾病都是可以找到外界原因的。例如：土壤的有害影響、日照時間不足、風向風力等等的自然作用，或寄生蟲使植物生病。「內在病因」的概念在植物界中並不存在，但礙於時間，無法舉出太多例子來證明。不過，只要深入研究植物病理學，便能了解植物沒有「內在病因」的概念，而是要處理外在的原因、外來的破壞、外界的影響導致植物的病害。

　　我們看到植物是由肉體與生命體構成的，我們也會

發現肉體與生命體構成的生命，只有受到外來侵害時才會生病，靈性科學對植物的研究確實是如此。然而用靈性科學的研究方法來看動物與人類的疾病時，可以看到生命的內在或超感官部分發生變化。但相對的，在生病的植物身上，我們卻不能說植物的生命體發生變化，只能說外界的有害影響侵入了植物的肉體，特別是生命體。靈性科學已經完全確認以下結論：「植物的肉體與生命體，本質上是健康的。」一旦受到外在侵害，是否能窮盡力量與其對抗並繼續生長與康復，則是另一個問題。

例如你們可以注意到，當你們切掉植物的某部位，植物會繞著受傷的部位生長，試著躲避這干擾與傷害。植物的肉體與生命體中存在著內在康復能力，這股力量在外來傷害出現時會表現出來。要徹底了解這領域，就

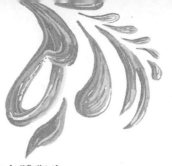

要注意到這個非常重要的事實。像植物這種有肉體與生命體的生命，基本上是健康並擁有超級豐盛的力量，不僅能供應生長時所需的力量，還能在遭受外來侵害時展現康復力。而這個康復力量究竟來自何處？傷到肉體時會留下傷口，肉體沒有治療傷口的能力，因此無法談只有肉體的疾病，更無法談僅僅侷限於「肉體的疾病」與「康復」之間的關係。我們可以在植物生病時看到這一點。我們必須從生命體中找尋內在的康復能力，這個能力是靈性科學已經確認的事實。因為植物受傷後，傷口部位會有更為旺盛的生命體活動，植物會長出與以往完全不同的外形，釋放出完全不同的生命氣流。當植物的肉體受傷後，便喚起了植物的生命體增加活動，這是非常有趣的事實。

越高等的動物，對外來反應就越差

講到此處，我們還沒定義疾病的完整概念，但我們已經講到了它的本質，也已經有了一些概念，知道內部的康復過程大概是如何進行的了！

隨著內在、靈視的觀察所得的線索，我們繼續讓靈性科學引導我們往前走，試著去了解外在的現象。然後來看若將對植物的外來傷害轉移到動物身上時，由於動物除了生命體之外還擁有星芒體，我們更深入觀察就會看到，越高等動物的生命體對外來傷害的反應就越差；動物進化的層次越高，生命體的反應就越差。如果我們嚴重傷害動物的肉體時，例如將狗的腿砍斷，我們就會發現動物的生命體無法生出像植物那樣的康復力量，但是動物界生命體當中，康復反應還是有很強的。我們以蠑螈（又稱火蜥蜴）這種低等動物為例，當切掉這類低等

動物身上的器官時，低等動物並不會特別痛苦，被切掉的部位會非常快速的重生，也很快恢復到以往的姿態。

這情形非常類似植物，「切除」啟動了生命體中的某些康復能力。然而，我們無法否認，若想在人類或高等動物身上如此啟動生命體中的康復能力，恐怕會令健康有重大的危機。但在低等動物身上，則會啟動生命體中的力量，長出另一份器官。

如果切下螃蟹的腳，螃蟹雖不會立刻長出新腳，但螃蟹在成長階段中會蛻殼，被切斷的腳在蛻殼後會看到殘肢，在下一次蛻殼後殘肢長得更大，如果蛻殼次數更頻繁，螃蟹便能長出一隻完整的腳。這說明生命體要很努力才能喚起內在康復能力，在高等動物身上這種力量更小。如果對高等動物截肢，是無法再生的。此處我們要提到現代對於自然科學的重要爭論：對動物截肢，傷

害並不會遺傳到子孫身上，下一代仍舊是肢體完整的，生命體遺傳會再度形成完整的肢體。蠑螈的生命體仍然在蠑螈體內發生作用；如果是螃蟹，生命體在蛻殼之後繼續發生作用；而若是高等動物，這種現象就只會出現在子孫身上，上一代被切斷的肢體，在子代的身上才可能完全。若正確觀察這些自然現象，就應該清楚知道：我們還是必須在生命體中找到康復能力，雖然這康復力量只會重現在下一代。父母的截肢傷害，會在下一代補全。此處，我們要深入研究生命體康復力量的所有謎題。

現在也許可以問：「為何越高等的動物（包括人類）生命體的康復能力卻越不容易顯現了呢？」

這是因為生命體使用各種方法連結肉體，肉體與生命體之間的連結可能非常緊密，也可能非常鬆弛。我們用蠑螈這種低等動物的例子來看，蠑螈的身體被切斷

時，切斷的部位隨即重生，就代表這種低等動物的生命體與肉體間的連結非常鬆弛。而植物的生命體與肉體間的連結又更鬆弛。這種連結可以說是肉體狀態無法影響生命體的作用。當肉體中有任何情形發生時，生命體不會受到影響；換言之，生命體與肉體彼此獨立而存在。

生命體的本質就是出生與生長，生命體可以成長到某種程度。當植物或低等動物的身體部位被切斷後，生命體會啟動全方位的活動，立即修補被切斷的部位。但為何高等動物無法如此呢？原因就是，一旦生命體與肉體之間有緊密的連結與依賴性，生命體便無法全方位活動。高等動物的生命體與肉體間的連結緊密程度遠超過低等動物，當肉體成形，並組織了肉體本質的所有力量，這些力量就會反映到生命體。

ℰ 肉體受傷時，生命體也會受傷

　　講得更清楚些：如果是低等動物或植物，肉體的情形不會反映到生命體之上，生命體是獨立的。而高等動物界，肉體的情形就會作用於生命體，生命體完全適應肉體，因此當肉體受傷時，生命體同時也會受傷。於是生命體就必須發出很大的力量先讓自己的傷口復原，然後還要幫助肉體復原。因此高等動物的生命體就要喚起更深層的康復力量。這個情形究竟與什麼有關聯？為何高等動物的生命體如此依賴肉體外形呢？

　　在觀察越高層次的動物界時，除了觀察肉體與生命體的活動外，還需要考量星芒體的活動。低等動物的星芒體活動力極低，所以低等動物擁有的康復能力與植物相似。但上升到越高層次的動物，星芒體的活動就越多，而且星芒體會令生命體聽命於它。像植物這類生

命，只有肉體與生命體，與外界沒有什麼關係，植物即使受到外來刺激，這刺激並不會在植物的內在產生體驗。一旦有星芒體介入，開始活躍運作，外在印象就會反映為內在的體驗——沒有星芒體活動的生命，基本上對外界是封閉的；星芒體越活躍的生命，對外界就越開放——星芒體的活躍程度左右了這個生命的內在本質與外界結合的緊密度。星芒體活動增加，使得生命體必須產生更強的力量才能修復傷口。

人的生命體，會隨著善惡、對錯、真實與虛偽而改變

如果我們從動物的例子進而探討人類，又多出一個新的因素。人類不是遵循星芒體既定的功能來運作，不像動物，已有既定的生命之路，所以是依著既定的宇宙

生命計畫在生活。動物隨順本能過日子，隨著牠的生命計畫生活，所有的行動都在宇宙計畫之下。而人類因為已經進化到了更高層次，能夠分辨對與錯、真實與虛偽（謊言）、善與惡，還能依照個人動機透過各種方法與外界接觸；這些與外界的一切接觸都會反映在星芒體上，結果星芒體與生命體的互動就會彼此影響。所以如果有人過著放蕩的生活，就會留給星芒體印象，星芒體繼而影響生命體，生命體就依據所有在星芒體中的印象而運作。因此，我們現在可以了解，人類的生命體是會改變的，根據此人生活中的善與惡、對與錯、真實與虛偽等境界而改變，所有這些行為都會影響生命體。

今生的行為會影響來世的健康狀態

現在回想一下人類通過死亡之門時的過程，肉體已

被捨棄，留下生命體與星芒體及自我體互相結合。人類死後數日，生命體的主要部分就像是第二個屍體，會被捨棄掉。生命體的萃取物則會被永久保留下來。這生命體的萃取物像是人生中的精華，所有穿透進入生命體的習性都留下來。例如，放縱生活形成的印象、真實或虛偽的思考、行為、感情的結果都會留下來，人就帶著這生命體精華，當肉身重生時，這些成分會被帶到新的肉體中。動物就不會有這些體驗了，與人類不同，動物不會以同樣方式帶著這些走過死亡之門的另一端。當人類再度出生進入人間時，以前生命體中的精華會被灌注到新的生命體中，融入新生命體的結構之中。因此，在這新的生命中，此人的生命體就帶著前世的體驗，因為生命體是建構新生命整個肉體組織的建造者，這過去的一切於是就刻印在他的肉體上了。這會如何顯現呢？

靈性科學調查研究顯示，在出生後才有的人體外形，大概可以看出此人在前世做了哪些行為。但對一隻動物而言，我們就沒辦法說牠出生時是帶著前世的輪迴轉世，只見到動物族類的共同星芒體在活躍運作，這也會限制這個動物生命體的康復能力。人類不只星芒體，連生命體都會留下前世的行為結果，因為生命體擁有力量可以使以往的習慣行為再度重現，我們就能了解這生命體會在新的組織中建立前世的印象。現在我們就能了解：我們今生中的行為會對來世的健康狀態產生影響，所以在健康狀態上，常常會找出前世行為的因果效應。

從出生到死亡，所有行為都會影響生命體

　　我們還可以用另一個角度來看這件事，我們會問：「出生到死亡之間的所有行為，都會對生命體發生同樣

程度的作用嗎？」

在平常的生活中，我們身為有意識的生命，所以能感知到我們對不同的體驗會有相當不同反應。此處，有一項很有趣的事實，靈性科學完全可以合理的解釋。人類在一生中會有許多體驗是有意識的並與自我意識結合，這些體驗就會在內心發展醞釀成為觀念。然而有許多體驗、印象，雖不會變成觀念，但仍然會留存下來，對此人發生作用。例如，你們走在街上，有人也許會對你們說：「我今天在街上看到你了，你還看了我一眼。」但是你們完全沒印象。這種情況常發生，當然這事件其實有對你們產生印象，你們的眼睛也確實看到那個人，但直接印象卻未能成為觀念。這樣的印象多不勝數，於是我們的人生就分為兩部分，一是進入意識成為觀念的部分，另一部分是沒有進入清楚意識的部分。當

然還有其他不同之處。你們當然可以很容易分別出在生命中能夠記得的印象，還有那些完全無法記起的印象。

所以我們的靈魂生命運作會分成許多類別，這些不同的類別對於人類的內心產生的作用當然有很大的差異。先來看一下從出生到死亡之間的人生，首先會觀察到那些經常上升到意識層面的觀念，還有那些已被遺忘的觀念，有著極大的差異。以下的例子可以很容易說明這些差異。你們要去想一個可以很容易喚起的印象，也許是可以喚起喜悅或痛苦、伴隨著感受的印象。

我們要知道幾乎所有的印象都是伴隨著感受的，其實可以說所有的印象都帶著感受，但這些感受並非僅止於出現在人生意識的表面，它們發揮的作用會深入肉體。只需要想想有些印象讓人臉色蒼白，有些印象又會讓人面紅耳赤，這些印象的作用影響了血液循環。接著

再來看看不會上升到意識層面的印象，或僅有些許意識但記不起來的印象。靈性科學發現：這類印象與有意識的印象一樣，都會伴隨著相關情緒。如果你們有意識接收到驚嚇的印象，並嚇得你們心臟狂跳，同一個印象若被無意識接收到，並不會沒有任何效應，它不僅會產生印象，也同樣會影響肉體內部。非常值得一提的就是，當有意識的印象進入人體時，會碰到一種抗拒；但是那些沒有意識的印象，進入人體時，反而不會受到抗拒。如此說來，這種無意識的影響還更多、更深。人類生命其實比「有意識的」人類生命豐富得多。

早期生命對後期生命有重大影響

有這麼一段時期，我們會體驗到大量的印象，對我們的人類組織影響很強，但我們卻不記得。從出生一直

到能有記憶力的期間，人類會有無數的印象，這些印象都會留在人的內在，這些印象也都在這時期被轉化。這些印象的作用與帶有意識的印象完全相同，但這些印象不會遭到任何抗拒，特別是這些印象若已被遺忘，那就更不會抗拒。這些印象在我們的靈魂生命中可以說是毫無阻攔，不像有意識的觀念會受到「意識」這層「防波堤」的阻攔，所以潛意識的印象可說是具有更深切的影響力。我們在外在的人生中，通常可以找到受這種潛意識影響的例證。我們有時無法解釋為何我們會特別對待生命中某些經驗。例如，我們對某一件小事有很深刻的印象，但是我們卻無法解釋為什麼那麼小的一件事會帶給我們那麼深的印象。但在我們深入調查之後便可能發現，從出生後到出現記憶力之前，曾經發生過類似的體驗，只是那個體驗已經被遺忘了；那件事並未留下任何

概念，但當時卻留下了影響至大的印象。這印象持續殘

存著，並與現在的印象結合，就強化了現在的印象；如

此一來，本來沒有什麼衝擊或完全無所謂的事情卻造成

了非常強烈的印象。如果我們了解這個道理，就能夠了

解給幼兒的印象的重要性，也知道為何某些事會對往後

人生造成光亮或陰暗的重大影響。此處，再次見到早期

生命對後期生命的作用。

幼兒時期的印象有可能影響往後整個人生，特別是

當某個印象重複多次之後更會如此，甚至影響到了性

格；而令此人自某個時期開始，就出現無法解釋的憂鬱

症。這只能回溯過往，找出是哪些兒時印象，造成了現

在的精神憂鬱。我們於是發現，這些幼兒時期的特別印

象，會有強烈影響。於是我們可以這麼說：「情緒，特

別是感受、感情類的，會與印象連結；就算忘記了，這

些隱藏的情緒與氾濫的感受，仍舊很容易造成後來生命中有類似的體驗。」

🎵 中陰期的印象深深影響未來的肉體

現在請回想我說過的中陰期（死後的淨化時期）的人生。在生命體成為第二個屍體被捨棄後，人類之前活著的那一生的一切體驗就會以逆向順序全部重活一次，再度經歷所有體驗，且並非以旁觀者，而是加上所有當事者覺受的疊合，以主觀者的身分與角度重新經驗。在中陰期時還有星芒體，所以經過中陰期時將引發深層的感受體驗。例如，有人在七十歲時死亡，死後再回溯到四十歲當時。如果他曾在四十歲時打了別人一巴掌，現在便會體驗到當時施加在別人身上的疼痛，有點像是「自責」的過程，這個責備的心情會留下來，以便在來生對

這件事有所補償。你們就會了解在這死亡到新生的期間有各式各樣的星芒體驗，會是一種對內心很確定、很深沉的銘刻性體驗，並對如何建構下一世的新肉體也有所貢獻。所以，如果在日常生活中，我們被很強烈的體驗所影響，特別是伴隨著強烈感受的體驗，這體驗就能夠在將來造成精神上的憂鬱。因此，我們了解中陰期生命的印象是非常強烈的，會深深影響未來肉體的組織。

若仔細觀察，你們還會發現，就算在出生到死亡這段人生中，也可以看到一些以比較強烈方式出現的現象。正是那些不受意識這層防波堤阻攔的概念，會引起靈魂的異常，造成神經衰弱、精神官能症、精神病等疾病。所有這些現象都很清楚顯示以前事件與後來事件之間的因果關係。

前世的行為與本質，會出現在新人生的組織建構中

如果再深入這概念，我們也許可以這樣說：我們的行為，在死後會轉變成強烈的情緒，這個情緒不會因為任何具體觀念而弱化，也不會受到一般意識的限制 —— 因為在死後並沒有腦在運作與阻攔 —— 我們是用另一種形式的意識在體驗，這種意識的運作更為深入。我們前世的行為與本質，便會出現在下一個新人生的組織建構中。因此我們很容易了解：若一個人在某一生中，思考、感受、行動非常以自我為中心，在死後看到自己的這些思考、感情、行為造成的結果，他就會出現強烈反抗他以往行為的情緒，出現批判自我本質的傾向，這些從前世的自私本質而來的傾向，就會在新的一生中以虛弱組織的方式表現出來。這裡所說的「虛弱的組織」是

指整個人的組織本質，也就是整體生命的脆弱，並非外表的虛弱。因此我們要很清楚了解，虛弱的身體組織可以追溯到前世的自私行為。

接著繼續更深入來看，假設某人特別喜歡說謊，這個傾向也是來自深層的靈魂組織之中，因為如果一個人只遵循他最清醒意識生命，他是不會說謊的；就是因為無意識誘發的情緒、感情，迫使他說謊。此處再度看到，我們有某種更深層的東西在內運作。有說謊傾向的人，這些不老實的行為，在死後也會強烈反抗自己的感受，因此有強烈反對說謊的傾向。結果，在下一個人生時不僅組織虛弱，靈性科學發現，組織還可能無法正確建構，也就是內臟的微細組織架構異常，內部好像有東西互不同意，這種情形是前世說謊的行為造成的。所以為何會有說謊傾向？在這說謊傾向之中，表示此人其他

部分早有不正常的情形了。

一生的善惡、道德與知性，會影響下一生的健康

　　我們必須再往前回溯。靈性科學看到膚淺的人，一

生不懂奉獻、不懂愛、變換無常、用情不專，在下一世

就會出現說謊的傾向；然後說謊行為又讓他們下一世形

成的器官組織異常。因此我們可以用因果追溯連續三次

的人生。在第一次人生過著不專情而膚淺生命的人，在

第二次人生時便有說謊的傾向，到了第三次就成為容易

生病的原因。

　　如此可看出，因果對於健康與疾病的關聯性。這事

實是從靈性科學的調查中證實的，並不是理論，是真實

的案例，是可用靈性科學方法查證的案例。在本章一開

始，我們用最普通的事實，從植物生命體的康復能力講

起，然後講到擁有星芒體的動物身上「生命體活動會減

少」的情形。接著又說明了當獲得了能在善與惡、真實

與虛偽中發展個別生命的自我體後，星芒體就只會妨礙

高等動物的康復能力，而且星芒體會把一項新的要素加

諸在人類身上，也就是個別人生中的因果。植物沒有內

心的病因，植物的疾病仍屬於外來的，生命體的康復能

力不會被弱化。而低等動物的生命體對於喪失的身體部

位有重生的能力，但越高等的動物，星芒體越容易銘刻

在生命體上，於是限制了生命體的康復能力。動物並沒

有類似人類的輪迴轉世，因此動物的生命體中所存在的

與道德、知性、個體品質並無關聯，只是同種動物的共

通形態。而人類在自我體中體驗到的會進入生命體運

作。幼兒時期感受到的體驗為何在某些人身上只會以輕

微疾病的方式呈現？而同樣感受的體驗卻在另外一些人身上以神經病、精神官能症、歇斯底里等疾病表現出來？嚴重的疾病必須追溯到前世人生的道德，這是因為道德、知性的體驗只能在進入下一次人生時才會被深植在生命體中的緣故。整體而言，一般人的生命體，在一次的人生中，並無法讓深層的道德行為具體化。不過，也有一些例外，而且是很重要的案例。

所以，我們一生的善惡、道德與知性，將會影響下一生的健康。

NOTES

NOTES